Michael Thomsen

Fallgeschichten Demenz

Praxisnahe Beispiele einer
erlebensorientierten Demenzpflege
im Sinne des Expertenstandards

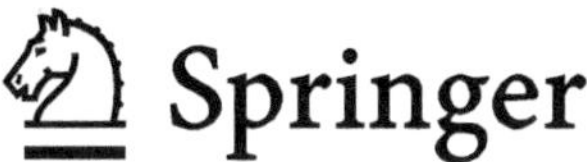 Springer

Michael Thomsen
Bissendorf, Deutschland

ISBN 978-3-662-58761-4   ISBN 978-3-662-58762-1   (eBook)
https://doi.org/10.1007/978-3-662-58762-1

Die Deutsche Nationalbibliothek verzeichnet diese Publikation in der Deutschen Nationalbibliografie; detaillierte bibliografische Daten sind im Internet über http://dnb.d-nb.de abrufbar.

Fotonachweis Umschlag: © Adobe Stock/Gilles Lougassi
Covergestaltung: deblik Berlin

Springer ist ein Imprint der eingetragenen Gesellschaft Springer-Verlag GmbH, DE und ist ein Teil von Springer Nature
Die Anschrift der Gesellschaft ist: Heidelberger Platz 3, 14197 Berlin, Germany

Vorwort

Schon sehr früh begegnete ich im Rahmen meiner Ausbildung zum Krankenpfleger Menschen mit Demenz. Aber erst als Pflegedienstleiter beschäftigte ich mich näher mit den Theorien und Modellen im Zusammenhang mit deren Pflege und Betreuung. Dabei haben mich neben Erich Schützendorf v. a. die Ansätze von Christoph Held, Tom Kitwood, Naomi Feil und Cora Van der Kooij inspiriert. Als ich 2010 versuchte das Thema Demenz als Dozent zu vermitteln, konnte ich einerseits auf deren Wissensfundus zurückgreifen, und andererseits hatte ich in meinen verschiedenen Rollen als Pflegedienstleiter, Krankenpfleger und Verfahrenspfleger reichlich Gelegenheit, Praxisbeispiele zu sammeln.

Das vorliegende Buch richtet sich v. a. an Pflegemitarbeiter im Altenpflegebereich, ist aber in weiten Teilen auch für Mitarbeiter in Krankenhäusern hilfreich hinsichtlich des Verständnisses von Menschen mit Demenz. Es unternimmt den Versuch, in einem mehr theoretischen Teil die Erkenntnisse namhaftester Vertreter von „Demenzpflegetheorien" in ihren Kernbotschaften darzulegen, immer wieder bereichert durch eigene Erfahrungen. Gleichzeitig unternehme ich den Versuch, die zentralen Botschaften des neuen Expertenstandards „Beziehungsgestaltung in der Pflege von Menschen mit Demenz" damit in Einklang zu bringen.

In einem mehr praktischen Teil, der dem Buch den Namen verleiht, greife ich auf Fallgeschichten zurück. Anhand dieser „Fälle" versuche ich den Stand pflegetheoretischen Wissens zum Thema Umgang mit demenzerkrankten Menschen herauszuarbeiten und bildhaft werden zu lassen. Die Fallbeispiele können Ausgangsbasis für das Arbeiten mit Fallgeschichten sein und vielleicht mit den Weg weisen, wie Teams sich eine „Verstehenshypothese" im Sinne des Expertenstandards erarbeiten können.

Zur besseren Lesbarkeit habe ich, soweit nicht eine geschlechtsneutrale Formulierung möglich erschien, im Wesentlichen die männliche Form verwandt, wofür ich die Leserinnen um Verständnis bitte. Die im Text bzw. am Ende der Kapitel enthaltenen externen Links sind bis zur Angabe der Abrufung eingesehen worden. Auf spätere Veränderungen hatte ich, soweit geschehen, keinen Einfluss.

im Januar 2019 Michael Thomsen

Inhaltsverzeichnis

Über den Autor

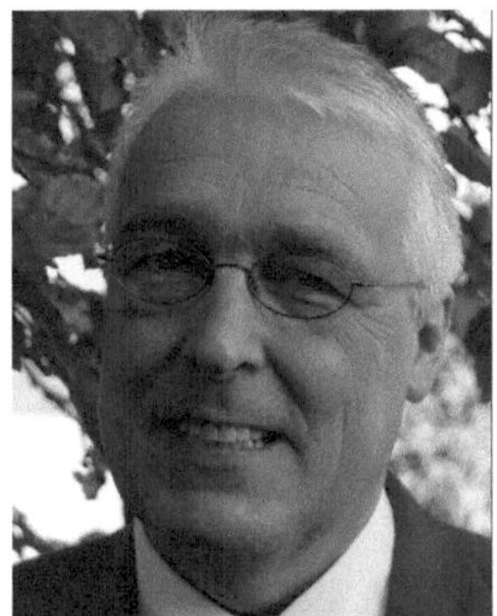

Michael Thomsen ist seit 1998 Fachkrankenpfleger für geriatrische Rehabilitation mit langjährigen und grundlegenden Erfahrungen und Kenntnissen im Bereich der Pflege von Menschen mit altersassoziierten Erkrankungen wie Schlaganfall und Demenz. Die Erfahrungen im direkten Kontakt mit Patienten, Bewohnern und Angehörigen sowie die Sachzwänge der professionellen Pflege haben ihn empfänglich gemacht für kreative und pragmatische Lösungen. Seit 2010 ist er ausgebildeter Heimleiter, Dozent und Autor diverser Fachartikel rund um die Themen Pflege und Demenz. Als ausgewiesener Pflegeexperte mit Erfahrungen in der stationären Altenhilfe legt er besonderen Wert auf die wissenschaftsbasierte Organisation von pflegerischen Dienstleistungen im Sinne einer pragmatischen Verknüpfung von Theorie und Praxis.

Einführung ins Thema

1

Alzheimer ist eine Krankheit, die, wie jeder bedeutende Gegenstand, auch Aussagen über anderes als nur über sich selbst macht. Menschliche Eigenschaften und gesellschaftliche Befindlichkeiten spiegeln sich in dieser Krankheit wie in einem Vergrößerungsglas

(Arno Geiger, Der alte König in seinem Exil).

Im Jahr 2016 leiden in Deutschland etwa 1,63 Mio. Menschen an den Folgen einer Demenzerkrankung. Anders, aber ebenso betroffen sind in der Regel die nahen Angehörigen und Freunde. Bis zum Jahr 2050 wird mit einem drastischen Anstieg der an Demenz erkrankten Menschen und damit mit einem Anstieg der Betroffenen gerechnet. In etwa 10 Jahren wird es 2,1 Mio. und um 2015 etwa 3 Mio. Menschen mit Demenz geben. Fast 12 Mio. Menschen werden dann als Angehörige in Deutschland mit betroffen sein (vgl. https://www.bmbf.de/de/3-millionen-deutsche-koennten-im-jahr-2050-an-demenz-leiden-4826.html, abgerufen am 22.11.2018).

Immer mehr Angehörige werden sich den Herausforderungen im Zuge der Demenzerkrankung in irgendeiner Weise stellen müssen, zumal es auch am Nachwuchs in der Pflege mangelt. Dabei haben die Auswirkungen demenzbedingter Verhaltensveränderungen sehr unterschiedliche Gesichter.

Vereinsamung, Verwahrlosung, Sicherheitsgefährdung, Versorgungslücken, Unterbringung, neue Wohnformen und Pflegebedürftigkeit mögen hier als Stichworte genügen. Auf die pflegenden Angehörigen kommen nicht zu unterschätzende finanzielle Belastungen für die Familie zu, und Pflegebedürftigkeit gilt bereits heute als Armutsrisiko. Gleichzeitig zeigt sich eine große Hilflosigkeit nicht allein im Hinblick auf Versorgungs- und Unterbringungsfragen, die weitestgehend durch Maßnahmen im Zuge der Pflegeversicherung beantwortet werden können, sondern Angehörige, Freunde und nicht minder professionell Pflegende fühlen sich häufig überfordert. Der Umgang mit demenzerkrankten Menschen ist geprägt von Unsicherheit, Unverständnis und Ratlosigkeit.

© Springer-Verlag GmbH Deutschland, ein Teil von Springer Nature 2019
M. Thomsen, *Fallgeschichten Demenz*, https://doi.org/10.1007/978-3-662-58762-1_1

Je stärker Menschen nur an Rationalität und Zielorientierung glauben, desto schwerer fällt ihnen in der persönlichen Begegnung der unvoreingenommene und unbeschwerte Umgang mit Abhängigkeit und Hilflosigkeit. Neben den teilweise noch immer ungeklärten, finanziellen Fragen kann man feststellen, dass mit der Hoffnung auf eine medizinische Lösung die Fragen nach dem adäquaten Umgang mit demenzerkrankten Menschen gern verdrängt werden. Gleichwohl wird genau diese Frage im Bereich professioneller Pflege lebhaft diskutiert und beforscht.

Die Gesellschaft stellt fest, dass eine Tabuisierung des Themas sich rächt. Die Fragen nach dem richtigen Umgang mit Behinderung, Pflegeabhängigkeit und Demenz wurden in Deutschland lange Zeit stiefmütterlich behandelt. Das Ideal-bild des selbstständigen, autonomen, ökonomisch gesicherten, von fremder Hilfe unabhängigen und selbstbestimmten Menschen versperrte lange den Blick auf sein Gegenteil und damit auf die Realität. Gerade die Kinofilme „Honig im Kopf" mit Dieter Hallervorden sowie der amerikanische Spielfilm „Still Alice" nach dem Roman von Lisa Genova: Mein Leben ohne Gestern (vgl. Genova 2009) mit Juliane Moore, die dafür den Oscar als beste Schauspielerin erhielt, haben sich nunmehr an das Thema herangewagt und leisten erste Beiträge zur Aufklärung.

Gleichwohl stellt sich meines Erachtens die Frage, ob der Umgang mit der Demenzerkrankung nicht eine Messlatte darstellt, inwieweit unsere gesellschaft-lichen Werte in Schieflage geraten sind. Denn zwischen Perfektionismus und Lösungsorientiertheit sind uns Sinn und Lebensfreude abhandengekommen, die uns durchaus auch und gerade auf unseren Ab- und Irrwegen begegnen können.

> Kaum jemand kann der Tatsache, dass nicht alle Probleme eine Lösung haben, etwas Posi-tives abgewinnen. Man stuft das Herumirren im Ungewissen meist als Zeitverschwendung und überflüssigen Kostenfaktor ein. Man verlangt sofort nach einem Experten – einem Coach oder einen Therapeuten –, der einen möglichst noch gestern aus der unerträglichen Lage befreien soll.
>
> Interessanterweise ist die Unfähigkeit, mit dem Ungewissen umzugehen, nie nur aus der Biografie der Betroffenen, zum Beispiel aus einer schwierigen Kindheit heraus, zu erklären. Sie hat auch sehr viel mit einer Zeit zu tun, in der Lösungsorientiertheit der Weisheit letzter Schluss zu sein scheint, in der wir von klein auf eingeschworen sind auf Effizienz und Effektivität und systematisch darauf abgerichtet werden, Unwägbarkeiten auszuschalten. Die Ironie dabei besteht natürlich darin, dass dies unmöglich ist – weil das Leben nun einmal *per definitionem* unwägbar ist (Rebekka Reinhard 2010, S. 14 f.).

Demenz ist eine Unwägbarkeit. Und solange wir auf Effizienz, Selbstoptimierung und Selbstständigkeit abgerichtet sind, wird uns diese Erkrankung nicht nur zur Last, sondern gar zur Bedrohung. Wir können keinen „Gewinn" darin sehen.

Wenn man einmal gegenüberstellt, was wir uns gemeinhin zu einem gelingenden oder gelungenen und glücklichen Leben wünschen und was anderer-seits niemand in unserer Gesellschaft für sich haben wollte, dann lässt sich leicht erahnen, dass sich der demenzkranke Mensch wohl eher auf der Schattenseite (links) wiederfinden wird (Tab. 1.1).

Diese andere Seite unserer Lebenswirklichkeit, das Scheitern, das Erkranken, das Irren, die Schattenseite, unterliegt einer kollektiven Verdrängung. Wir ahnen,

Tab. 1.1 Schatten und Licht

Schatten: Was wir für uns nicht wollen!	Licht: Was wir uns (für uns) wünschen!
Abhängig sein	Unabhängig sein
Wertlos sein	Wertvoll sein
Nutzlos sein	Nützlich sein
Kostenverursachend	Gewinn erzielend
Angewiesen sein	Frei sein
Unselbstständig	Selbstständig
Fremdbestimmt/manipuliert	Autonom/selbstbestimmt
Leistungsschwach oder -unfähig	Leistungsstark und -fähig
Krank	Gesund
Alt	Jung
Unfähig	Kompetent
Behindert	Ohne Behinderung
Gnade erhoffend	Gnädig sein können
Hässlich	Schön
Verlierer	Erfolgreich
Unglücklich	Glücklich
Nehmend	Gebend
Dankbar sein	Gönnerhaft sein
Passiv-depressiv	Aktiv-initiativ
Verachtet werden/missachtet werden	Anerkannt sein/Wertschätzung erhalten
Erwerbslos/arbeitslos	Belohnt werden
Arm	Reich
Chancenlos	Talentiert
Nicht zu gebrauchen	Gebraucht werden
Scheitern/verlieren	Gewinnen
Anfällig und schwach sein	Robust und resistent sein
Dick	Schlank
Unsicher und nervös	Stark und sicher
Ungeduldig	Geduldig
Dumm	Weise und klug
Ungebildet	Gebildet
Jähzornig und aggressiv	Beherrscht und friedfertig
Ängstlich und mutlos	Zuversichtlich und bedacht

dass all dies zu uns gehört und sich nicht allein bei einem anderen wahrnehmen lässt, sondern uns immer wieder selbst begegnet, befallen kann oder zumindest bedroht. Es darf nicht sein. Und dennoch müssen wir lernen, es zu akzeptieren, ja sogar zuzulassen, und damit leben lernen. Schon bald werden 10–12 % der Menschen direkt oder unmittelbar betroffen sein, weil sie sich um einen Angehörigen kümmern sollen/müssen. Was aber oft gar nicht gesehen wird, sind die Chance und der Reichtum, der auch in diesen Facetten des Lebens steckt, seine eigentliche Bereicherung.

Nun gehört also auch diese Schattenseite zu unserem menschlichen Dasein, und eine gerechte Gesellschaft wird immer auch dem scheinbar Wertlosen, Kranken, Irren und Unnützen seinen Raum, eine Chance für die Mitbetroffenen und den Betroffenen selbst lassen können. Gerade dann, wenn wir nicht mehr unseren Beitrag zu einer Leistungsgesellschaft beisteuern können bzw. müssen, weil wir (an Demenz) erkrankt und von anderen abhängig sind, dürfen wir in unserer Gesellschaft (noch) auf die notwendige Hilfe oder zumindest die Solidarität der anderen vertrauen!

Oder können wir nicht mehr darauf vertrauen? Ist es so weit, dass die von unseren Ökonomen errechneten, anfallenden Kosten uns hier korrumpieren? Hören das Mitleid und die Opferbereitschaft bei Geld und Effizienz auf? Wenn man gelegentlich Politikern, aber auch Stammtischgästen zuhört, die immer nur das Kostenverursachende, aber niemals das Bereichernde sehen, kann man das sicher glauben. Die Pflege und Betreuung alter, kranker und demenzerkrankter Menschen wird gerne zur „Familiensache" deklariert. Die Frage, ob die Familien das heute noch aus eigener Kraft leisten können, wird aber gern ausgeblendet.

Die neoliberal geimpfte Politik der letzten Jahrzehnte hat immer erst gefragt, wie viel Geld zur Verfügung steht, um beispielsweise kranke oder demente Menschen zu pflegen. **Danach** richtete sich der Aufwand (Stichwort: § 70 SGB XI, Beitragssatzstabilität). In vielen anderen Staaten, wie beispielsweise in den skandinavischen Ländern, herrscht ein anderes „Werte"-Verständnis. Dort wird zunächst gefragt: Was müssen wir tun oder was brauchen wir, um menschenwürdig pflegen zu können? **Danach** werden Finanzierungslösungen entwickelt. Müssen wir in Deutschland nicht umdenken und uns wieder fragen, was wir für uns selbst (und für unsere Angehörigen) wollen für den Fall, dass wir selbst pflegebedürftig werden?

Ich möchte nämlich lieber in einer Gesellschaft leben, in der ich darauf vertrauen kann, dass ich auch, wenn ich die Schattenseite betrete, Menschen um mich haben werde, auf die ich mich verlassen kann und die auch und gerade in solch einem Leben noch die Chancen und die Reichhaltigkeit erkennen und kompetent Beziehung gestalten können.

Unsere Gesellschaft (Wir!) lebt nicht allein von der Leistungskraft und dem Beitrag des Einzelnen, sondern wir beweisen wahre Stärke dann, wenn gegenseitige Solidarität und Hilfe erforderlich werden. Und nirgends wird das im Alltag spürbarer als bei eintretender Krankheit oder bei Katastrophen. „Wechselseitiger Zuspruch, die Versicherung von Akzeptanz und Assistenz zwischen Menschen wird dann besonders wichtig, wenn Menschen trotz Mängel, Fehler und Versagen Anerkennung erfahren und erleben sollen" (DNQP 2018, S. 32).

Eine wichtige Grundvoraussetzung zum Gelingen solcher Prozesse im Leben mit diesen Herausforderungen ist dabei, dass Menschen akzeptieren, dass es keinen Zuwachs, keinen Fortschritt, keine Heilung mehr gibt, dass das Manko, das Leid, die Bürde also mitgetragen werden müssen und können. Dies erfordert eine Haltungsänderung. Wir müssen einsehen, dass wir den Menschen nicht mehr nur nach seinem wirtschaftlichen Wert, seinem Nutzen für die Gesellschaft oder die Familie beurteilen können, sondern ihn so akzeptieren müssen, wie er ist – möglicherweise ohne Hoffnung auf Rehabilitierung. Man muss bereit sein zur bloßen Begleitung. Man muss lernen, sich anders „bereichern" zu lassen.

Wenn wir mit unseren Kindern spielen oder ihnen beim Spielen zusehen und ihnen zugestehen, dass hier keine Leistung, kein verwertbares Ergebnis erwartet wird, warum fällt uns genau das bei unseren demenzerkrankten Eltern so schwer? Müssen wir wieder lernen, in unserem Leben vernunftfreie Räume zu betreten? Räume zulassen, in denen wir mal abschalten können und Gefühle und Ziellosigkeit gelten lassen können? Gerade heute lese ich einen Zeitungsartikel: „Lasst Kinder spielen, dann brauchen sie keinen Therapeuten" (http://www.focus.de/familie/psychologie/kinder-im-dauerstress-lasst-kinder-spielen-dann-brauchen-sie-keinen-therapeuten_id_4549584.html?utm_source=facebook&utm_medium=social&utm_campaign=facebook-focus-online-gesundheit&fbc=facebook-focus-online-gesundheit&ts=201503171120, abgerufen am 13.10.2018).

Die Menschlichkeit und damit das Glück einer Gesellschaft beweisen sich nicht allein und primär in der Selbstständigkeit und Selbstbestimmung des Einzelnen, manche nennen es Freiheit, sondern zeigen sich vielmehr darin, wie Vertrauen und gegenseitige Fürsorge tatsächlich gelebt wird. Worauf es im Leben, bei der Gestaltung von Beziehung ankommt: „auf Vertrauen, auf wechselseitige Anerkennung und Wertschätzung, auf das Gefühl und das Wissen, aufeinander angewiesen, voneinander abhängig und füreinander verantwortlich zu sein" (Hüther 2015, S. 125).

Wenn man beobachtet, wann Menschen am glücklichsten sind, und heute kann man das sogar messen, dann ist es eben nicht nur der Stolz auf die eigene Leistung und das Gefühl von Unabhängigkeit, sondern sehr viel öfter und deutlicher dann, wenn wir bedingungslos Aufmerksamkeit erfahren, beschenkt werden oder wenn uns Vertrauen entgegengebracht wird oder wenn wir uns blind auf andere verlassen können.

„Nicht dass wir um jeden Preis überleben, sondern dass wir andere finden, die unsere Gefühle und Sehnsüchte binden und spiegelnd erwidern können, ist das Geheimnis des Lebens" (Bauer 2006, S. 173).

Menschen mit Demenz in eigens errichtete Dörfer zu verschieben ist eben auch keine Pauschallösung. Im Gegenteil. Wir müssen Menschen mit Demenz, Alte, Kinder und behinderte Menschen in die Mitte unserer Gesellschaft (zurück)holen! Nur ihre Defizite wahrzunehmen und die Gefahren, die von ihnen ausgehen, kommt einer Entwürdigung gleich. Fragen wir uns nicht besser: Wie können wir (und durchaus gewinnbringend) mit ihnen so leben und umgehen, dass auch wir (trotz der Handicaps) dabei so etwas wie Wohlbefinden erreichen können?

Solange wir aber in einer Gesellschaft leben, in der gegenseitige Fürsorge allein eine Sache der Familie ist und der Staat alles Weitere dem freien Markt überlässt, verliert die Gesellschaft den eigentlichen Zusammenhalt, die Gesellschaft zerbröckelt langsam und kaum sichtbar, erklärt am Ende die Fürsorge zur käuflichen Ware. Sie wird ihres Wesens beraubt und ihrem wa(h)ren Wert entfremdet.

Care (Pflege ist Kern aller Kulturen!) heißt: Sich kümmern und Fürsorge betreiben, das sind die Zukunftsmotoren einer prosperierenden Gesellschaft. Menschen, die Vertrauen in sich selbst und in andere haben und die bereit sind, anderen bei ihrer Entwicklung zu helfen, die darauf vertrauen können, dass sie in Krankheit und bei Pflegebedürftigkeit nicht fallen gelassen, sondern umsorgt werden, werden eine glücklichere **und** erfolgreichere Gesellschaft bilden und ausmachen. Der Fehler besteht darin, allein im materiellen Wachstum und im sog. freien Markt die Triebfedern für Erfolg und Glück einer Gesellschaft zu verorten. Davor steht aber das Vertrauen auf vorbehaltlose Anerkennung. Geld ist Mittel und kein Ziel.

Ich möchte in dem eher theoretischen Teil (Kap. 2 und 3) des Buches einige grundlegende Aspekte im Hinblick auf die Probleme im Zuge der Demenzerkrankung beleuchten.

Worauf sollten Pflegekräfte besonders achten?

Was müssen sie berücksichtigen?

Wie bringen sie ihre Beobachtungen in einen theoretischen Zusammenhang?

Welche Erkenntnisse von Pflegetheoretikern können gewinnbringend oder erkenntnisleitend sein?

Wann handelt es sich um eine Demenz, wann nicht?

Welche Verstehenszugänge bzw. -hypothesen bieten sich an?

Was kann im Team getan werden, um einen besseren Zugang zum demenzkranken Menschen zu finden?

Wie können Pflegekräfte ihre Reflexionsarbeit gestalten?

Zu diesen Fragen versuche ich jeweils Antwort zu geben.

Ich habe dabei immer einen Seitenblick auch auf den Expertenstandard „Beziehungsgestaltung in der Pflege von Menschen mit Demenz", den ich in ein paar Unterkapiteln zusammenfasse.

Im eher praktischen Teil des Buches (Kap. 4) finden Sie eine Ansammlung von Fallgeschichten. Das Wort „Fall" kann hier durchaus mehrfach interpretiert und konnotiert werden. So handelt es sich zum einen um Fälle, die mir im Zuge meiner Arbeit als Verfahrenspfleger für verschiedene Amtsgerichte begegnet sind. Zum anderen handelt es sich eben auch um Gefallene. Gefallene im Sinne von Stürzen, aber auch im Sinne von ab-fallender Entwicklung, die Menschen mit Demenz in gewisser Weise erleben. Bleibt immer die Frage, ob es uns nicht doch gelingen kann, das (uns) „Gewinnende" in dem Fall zu sehen.

Ein sehr bekannter Satz des Philosophen Epiktet lautet sinngemäß: „Nicht die Dinge beunruhigen den Menschen, sondern die Meinungen, die darüber bestehen." Wirklichkeit muss stets interpretiert werden. Ein stimmiges Verständnis kann dabei das Gemüt beruhigen und Sinn stiften. Ich möchte diesen Satz um eine Nuance erweitern: Nicht allein die Meinung, sondern auch gerade das **Fehlen** von Meinung bzw. Sinn, oder – um es in der Sprache des Expertenstandards zu sagen – das

Fehlen einer „Verstehenshypothese", also nicht zu ahnen oder zu wissen, was das (von der Norm abweichende) Verhalten begründet oder erklärt, kann den (pflegenden) Menschen beunruhigen!

Die in den meisten Fallgeschichten dargestellten Verstehensangebote führen dabei nicht immer zu einer Problemlösung oder im Nachgang zu einer Verhaltensänderung, denn Pflegende sind nicht **primär** Therapeuten, sondern sie machen eine professionelle Begleitung und wissen, warum etwas ist, wie es ist, und können es „an-nehmen". So geht beispielsweise die „Expertenarbeitsgruppe davon aus, dass Pflegende sich gegenüber Menschen mit Demenz angemessener verhalten, wenn sie diese besser verstehen" (DNQP 2018, S. 43). Und weiter: „Je eher der Pflegende nun das Verhalten des Menschen mit Demenz als Problemlösung und Orientierungsversuch versteht, desto mehr kann er sich selbst ‚aus der Gleichung' herausnehmen und sich entspannt, ruhig und langsam verhalten." (Ebenda) In diesem Sinne mögen große Teile dieses Buches verstanden werden und also wie ein Motto fungieren.

Literatur

Bauer J (2006) Warum ich fühle, was du fühlst. Heyne, München
Deutsches Netzwerk für Qualitätsentwicklung in der Pflege (Hrsg) (2018) Expertenstandard „Beziehungsgestaltung in der Pflege von Menschen mit Demenz". Schriftenreihe des DNQP, Osnabrück
Genova L (2009) Mein Leben ohne Gestern, Bergisch Gladbach. Lübbe, Köln
http://www.focus.de/familie/psychologie/kinder-im-dauerstress-lasst-kinder-spielen-dann-brauchen-sie-keinen-therapeuten_id_4549584.html?utm_source=facebook&utm_medium=social&utm_campaign=facebook-focus-online-gesundheit&fbc=facebook-focus-online-gesundheit&ts=201503171120. Zugegriffen: 13. Okt. 2018
Hüther G (2015) Etwas mehr Hirn, bitte!. Vandenhoeck & Ruprecht, Göttingen
Reinhard R (2010) Odysseus oder die Kunst des Irrens. Ludwig Verlag, München

Weiterführende Literatur

Feil N (2010) Validation. Ein Weg zum Verständnis verwirrter alter Menschen, 9. überarbeitete u. erw. Aufl. Ernst Reinhardt Verlag, München
Geiger A (2011) Der alte König in seinem Exil. Hanser, München
Held C (2018) Was ist „gute" Demenzpflege?, 2., Vollst. Überarb. u. erw. Aufl. Bern, Hogrefe
https://www.bmbf.de/de/3-millionen-deutsche-koennten-im-jahr-2050-an-demenz-leiden-4826.html. Zugegriffen: 22. Nov. 2018
Kitwood T (2008) Demenz, 5. Aufl. Bern, Verlag Hans Huber
Schützendorf E, Wallrafen-Dreisow H (1991) In Ruhe verrückt werden dürfen. Fischer, Frankfurt
Van der Kooij C (2010) Erlebensorientierte Pflege und Betreuung nach dem mäeutischen Pflegemodell. Verlag Hans Huber, Bern

Demenz – ein vielfältiges Krankheitsbild

2

> *Gewöhne dich daran, bei dem, was ein anderer sagt, mit Aufmerksamkeit zu weilen, und versetze dich womöglich in die Seele des Sprechenden.*
>
> (Marc Aurel)

Das von der Regel Abweichende springt uns immer gleich ins Auge. Und es entsteht ein Störgefühl. Wenn wir es mit demenzerkrankten Menschen zu tun haben, dann passiert das immer wieder. Und instinktiv suchen wir die Regel und drängen auf die Einhaltung. Das Störgefühl aber bleibt, und wir wähnen uns in Sicherheit. Aber indem wir das Äußere, das abweichende Verhalten wahrnehmen, verdrängen wir das eigene Fühlen und Erleben, das uns dabei beschleicht, machen es uns nicht bewusst. Und oft fehlt uns der richtige Ausdruck dafür, was wir da so diffus erleben oder nicht in Einklang mit dem Empfundenen bringen können, weil wir es uns nicht zur Sprache zu bringen trauen.

Das abweichende, manchmal sogar von der Norm abweichende Verhalten fällt auf, es wird zur Verhaltensauffälligkeit. So sprachen wir in der Pflege im getreuen Gefolge zur Medizin lange Jahre von den „Verhaltensauffälligkeiten". Die waren nämlich nicht bei uns, sondern bei dem anderen, bei dem Objekt, dem Gegenstand unserer Pflege. Wir blieben davon abgekoppelt, auf Distanz gewissermaßen. Und wir bemühten uns um professionelle Distanz. „Was macht es mit uns?" durfte keine Frage sein, sonst galt man als unprofessionell oder gar als nicht belastbar. Die professionelle Distanz war gefragt, nicht professionelle Nähe. Und Sie merken schon: Wir kamen gar nicht auf den Gedanken, dass unsere Distanz und unsere Nähe zum Patienten, zum Kranken professionell gestaltbar sein könnten.

Die Verhaltensauffälligkeit steht uns gegenüber. In trauter Eintracht zur Medizin galt es zu be-handeln. Die Orientierung galt dem Normalen, dahin musste die Reise führen. Für das Aushalten des Abweichenden nahmen wir Begriffe wie „Toleranz" und „Das könnte ich nicht!". Für das Einfühlen und Mitgehen war keine Zeit, kein Raum. Am Ende blieb immer das Störgefühl – ohne dafür einen

© Springer-Verlag GmbH Deutschland, ein Teil von Springer Nature 2019
M. Thomsen, *Fallgeschichten Demenz,* https://doi.org/10.1007/978-3-662-58762-1_2

Namen zu haben. Das nahmen wir mit nach Hause und tankten neue Kraft vor dem nächsten Be-handlungstag.

Erst in den letzten Jahren sprechen wir in der professionellen Pflege nicht mehr von Verhaltensauffälligkeiten, sondern von „herausforderndem Verhalten". Scheinbar setzt sich die Erkenntnis durch, dass die Abweichung vom Erwartbaren durchaus tragbar und nicht allein dem vermeintlichen Verursacher angelastet werden kann oder muss. Nein – wir akzeptieren, dass es etwas mit uns macht, und nennen es Herausforderung. Weil wir an den Grenzen unserer Behandlungsversuche angekommen sind. Die Medizin überlässt uns nun das Feld.

Wir sind in unserer Profession herausgefordert. Wenn ein anderer „sich verhält", muss ich mich auch (irgendwie) verhalten. Hier beginnt das Pflänzchen zu wachsen. Pflegende begreifen nach und nach, dass sie in Kommunikation mit anderen Menschen treten und dass sie gestalten können – ja müssen. Zunächst als reine Frage der Kommunikationstechnik betrachtet, wuchs erst allmählich die Einsicht:

Es kommt auch auf eine gewisse Haltung an!

Wir Pflegenden erkennen zunehmend den eigenen Anteil, den möglichen Trigger in dem, wie wir selber wirken. Achtsamkeit ist gefragt. Was bewirkt der andere bei mir und ich bei ihm? (vgl. Dörner und Plog 1989, S. 40 ff.). Dazu ist also Reflexion erforderlich, Introspektion zudem. Und das ist anstrengend, weil es v. a. „Gefühlsarbeit" ist, ein ständiges Suchen, das viel Kraft kostet!

Indem wir von „herausforderndem Verhalten" sprechen, bekennen wir uns als „Profis". Wir haben einen Job, nämlich Beziehung zu gestalten. Dazu sind wir herausgefordert. Wir weisen uns selbst eine Verantwortung für das Gelingen von Interaktion zu und können nicht weiter die Schuld für Misslingen allein dem Abweichler zuschreiben. Der demenzkranke Mensch, der allmählich die Welt der Rationalität und der Beherrschbarkeit verliert, braucht uns nicht als Dompteur seiner aufbrechenden Gefühle, sondern als Begleiter und vielleicht als Lenker, und im Idealfall verstehen wir, was da gerade (uns an-)„treibt". Gemeinsames Ziel ist nicht länger Einhaltung der Regeln oder Nutzen für die Gesellschaft, sondern gelingende Lebenspraxis, und die darf auch zweckfrei sein oder voll lebendiger Gefühle.

Wichtig ist, dass es dem Pflegenden immer wieder gelingt, festen Boden unter die Füße zu bekommen, denn er wechselt ständig in unterschiedlichen Welten hin und her. Nachdem er in die Welt der Irrationalität eingetaucht war und dort mitschwamm, muss er immer wieder zurückfinden in die Welt der Funktionalität (vgl. auch Schützendorf 2010). Und beide Welten erfordern unterschiedliche Kompetenzen, wollen bedient werden, und gerade das Hinübergehen will gelernt und nicht nur ausgehalten sein.

Nun gibt es in der professionellen Arbeit mit demenzerkrankten Menschen klare Begrifflichkeiten. Begrifflichkeiten machen – wie das Wort „greifen" ja nahelegt – etwas fassbar, handhabbar, sodass man damit besser umgehen kann. Allerdings hat sich in der Pflege noch nicht überall eine klar differenzierte Sprache ausgebildet. So sprechen viele Pflegekräfte davon, dass ein Patient oder Bewohner

„verwirrt" sei. Leider meinen sie damit aber meistens nicht Verwirrung, sondern Desorientierung.

Und Pflegekräfte neigen dazu, vorschnell Begriffe wie – analog – Diagnosen zu verwenden, anstatt einfach zu beschreiben, was ihnen widerfährt oder was sie wahrnehmen. Es braucht mithin zur Ausübung des Pflegeberufs neben guter Beobachtungsgabe unbedingt Ausdruckskompetenz in Sprache und Schrift.

> Pflege braucht eine gemeinsame Sprache und die regelmäßige Reflexion der Beziehungsgestaltung durch die einzelnen Teammitglieder.

2.1 Desorientierung

Beginnen wir also damit. Wir können in vielerlei Hinsicht orientiert sein, also beispielsweise wissen, an welchem Ort wir uns gerade befinden. Das hängt von ganz unterschiedlichen Faktoren ab. Zugvögel beispielsweise zeichnet eine besondere Gabe aus, nämlich lange Strecken zielgerichtet und erfolgreich zu bewältigen. Dabei kommt ihnen ein besonderer Orientierungssinn zugute.

Nun hängt auch der Orientierungssinn bei uns Menschen davon ab, inwieweit wir auf bestimmte Sinne oder Wahrnehmungsorgane zugreifen und sie im Gehirn passgenau verarbeiten können. Auch das Gedächtnis spielt dabei eine Rolle. Bei älteren Menschen schwinden – durchaus individuell unterschiedlich – naturgemäß und gelegentlich auch krankheitsbedingt die Sinne. Im Zuge normaler Altersveränderungen hinsichtlich Sehen, Hören, Spüren, Gleichgewichtssinn, Schmecken und Riechen erlebt der ältere Mensch zunehmend Limitierungen. Kommt eine Demenzerkrankung hinzu, potenziert sich natürlich die Wahrscheinlichkeit der Desorientierung. Wir unterscheiden hier gewöhnlich 4 Qualitäten, nämlich die Orientierung hinsichtlich der Situation, zum Ort, zur Zeit und zur Person.

2.1.1 Situation

Die situative Orientierung ist in der Regel eng verknüpft mit anderen Orientierungsstörungen. Was gilt gerade jetzt und hier? In welchem Spiel befinde ich mich gerade? Wie sind hier Rollen verteilt? Manche erleben etwas wie Déjà-vu. Sehr häufig wird die Situation aufgrund ähnlich klingender Stimmen oder Signale verkannt. Als ich einer demenzkranken Frau einmal versuchte zu erklären, warum ich sie als Verfahrenspfleger besuchte, hatte sie am Ende der Erklärung schon vergessen, was ich am Anfang gesagt hatte, und fragte mich schließlich, was ich ihr verkaufen wolle und dass sie nichts unterschreibe. Sie verkannte im Zuge der Schwäche ihres Kurzzeitgedächtnisses (und vielleicht auch, weil ich ein Jackett anhatte?) die Situation, und so nahm sie mich als (Versicherungs-)Vertreter wahr.

Oft generieren solche situativen Desorientierungen komische Dialoge und bringen einen zum Schmunzeln. Die desorientierte Person kann die Gründe für den derzeitigen Aufenthalt nicht benennen, und ein oft nebensächliches Wahrnehmungsdetail verursacht eine Missdeutung der Situation. Solch eine Fehldeutung kann dann auch mal ein Einfallstor für Wahngebilde werden, wenn es nicht gleich gelingt, eine passende Interpretation der Kommunikations- bzw. Interaktionssituation herzustellen. Situative Desorientierung kann beim Betroffenen unangenehme Gefühle von Unsicherheit und Angst hervorrufen. Gefühle wie Angst, die das Stresserleben befeuern, erweisen sich zudem dann noch als nachteilig hinsichtlich der kognitiven Denkleistung und potenzieren gewissermaßen die Problematik.

Gebrauchsgegenstände können beispielsweise nicht in einen logischen Zusammenhang gebracht werden und lassen den Betroffenen ratlos zurück. Die Person weiß nicht, was um sie herum geschieht und verkennt die Situation. Sie weiß, hier stimmt etwas nicht, und kann den Grund nur außer sich verorten, nicht bei sich selbst. Und so richtet sich ihre Abwehr nach außen und führt entweder zu innerem Rückzug oder aggressivem Verhalten.

Diese Form der Desorientierung fällt Außenstehenden in der Regel am seltensten auf, weil das „Darüber-Sprechen" nicht nur eine kognitiv anspruchsvolle Leistung darstellt, sondern weil die betroffene Person darüber Gefahr liefe, sich zu entblößen.

2.1.2 Ort

Die örtliche Desorientierung fällt am ehesten den näheren Angehörigen und dem Betroffenen selbst auf. Er findet den Weg nicht mehr zu einem bekannten Ziel. Oder er vergisst auf seinem Weg das Ziel. Bei einer Befragung kann er nicht sagen, wo er sich befindet, kann den Namen des Ortes oder der Straße, in der lebt, nicht nennen. In Kombination mit dem Langzeitgedächtnis kann er seinen Geburtsort nicht nennen. Er ist unfähig, eine Wegbeschreibung abzugeben, oder konfabuliert sie. (Konfabulieren bedeutet, dass irgendeine scheinbar passende Geschichte erfunden wird!) Auch vertraute Umgebungen kommen ihm fremd vor. Ferner kann es sein, dass er Gegenstände an völlig falschen Orten sucht. Manchmal fällt der Umgebung auf, dass er ständig fragt, wo er sich befindet, oder er fragt, wo sich etwas befindet.

Offenkundig erscheint die örtliche Desorientierung, wenn die Person sich verlaufen hat und nicht mehr sagen kann, wie sie nach Hause kommt oder wo sie wohnt. Bei Menschen mit beginnender Demenz fällt diese Form der (örtlichen) Desorientierung nicht nur der Umgebung, sondern ihnen selbst am ehesten auf. Bekanntermaßen beginnt speziell bei der Alzheimer-Erkrankung in dem wichtigsten Organ hinsichtlich raum-örtlicher Orientierung und breitet sich dann Richtung Großhirnrinde aus, nämlich im Hippocampus. Dort entscheidet sich, ob Wahrgenommenes Eingang findet ins Gedächtnis.

Abb. 2.1 Tür und Stuhl

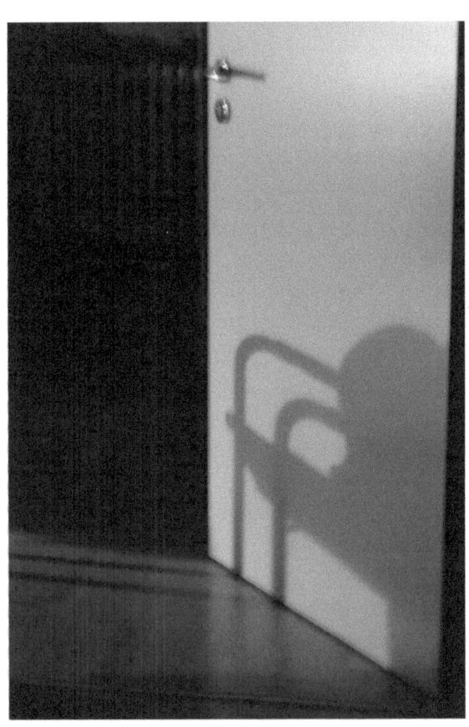

Die Betroffenen merken, dass die Fähigkeit, sich Orte und Wegstrecken zu merken, abnimmt. Sie entwickeln oft früh Strategien, um von diesem Defizit abzulenken. Sie sind v. a. im Anfangsstadium darauf bedacht, ihre Fassade aufrechtzuerhalten. Eine Bewältigungsstrategie eines alten Herrn in unserer Nachbarschaft bestand darin, seiner Frau das Autofahren zu überlassen mit dem Hinweis, er sei ja sein ganzes Leben der Fahrer gewesen und nun wolle er auch einmal aufmerksamer die Umgebung beim Fahren betrachten können oder er verwechselt den Schatten eines Stuhles auf Grund einer Sehbeeinträchtigung mit einem echten Stuhl (Abb. 2.1).

2.1.3 Zeit

Zeitliche Orientierung bedarf vielfältiger logischer Operationen und kann bei der Befragung gute Hinweise auf den Fortgang einer Demenzerkrankung geben. Die Betroffenen können beispielsweise keine Angaben über die aktuelle Tageszeit, den bestehenden Tagesabschnitt oder das aktuelle Datum machen. Selbst bei offenkundigen jahreszeitlichen Hinweisen wie blühende Rapsfelder oder geschmückte Tannenbäume machen sie noch Fehlangaben. Die Person kann nicht sagen, wie lange sie sich in einer Situation oder an einem Ort befindet. Termine werden vergessen. Das Geburtsdatum der eigenen Kinder kann nicht abgerufen werden.

Um den Grad der zeitlichen Desorientierung zu bestimmen und evtl. Hinweise auf eine gewisse Einwilligungsfähigkeit bei notwendigen medizinisch-pflegerischen

Maßnahmen zu erhalten, frage ich immer gerne nach dem Alter. Diese Frage verlangt nämlich vieles ab. Die betroffene Person muss dazu nicht nur ihr Geburtsdatum kennen, sondern zudem wissen, welches Jahr wir haben, und schließlich rechnen können. Eine desorientierte Person mit noch intaktem Langzeitgedächtnis wird vielleicht auf die Frage nach dem Alter ihr Geburtsdatum angeben. Weiß sie nicht, welches Datum bzw. Jahr ist, wird sie diese Strategie anwenden und auf die dann wiederholte Frage, wie alt sie (dann) sei, antworten: „Da rechnen Sie mal (selbst) nach!", oder „Können Sie nicht rechnen?", oder „Das fragt man eine Dame nicht!" In solchen Fällen verfügt die Person noch über den Zugriff auf bewährte Bewältigungsstrategien, die im Zuge dieser möglicherweise peinlichen Situation gute Dienste tun. Kann sie das Alter korrekt angeben, zeigt das zweierlei:

1. Sie ist zeitlich noch gut orientiert.
2. Die Demenz ist entweder fraglich oder noch nicht weit fortgeschritten.

Kann die Person auch nicht mehr die Bewältigungsstrategien abrufen, wird sie unter Stress geraten und entsprechende Verhaltensweisen zeigen, wie etwa Verlegenheit, Ausflüchte oder aggressives (verbales) Verhalten.

Nach dem Kommunikationswissenschaftler Paul Watzlawick gibt es eine digitale und eine analoge Kommunikation (vgl. Watzlawick 1969). Die analoge Kommunikation basiert auf archaischen Kommunikationsformen und zeigt gewissermaßen unmittelbar, was sie abbildet. Eine Geste oder ein Bild sind klare Ausdrucksformen analoger Kommunikation und sprechen stärker das Gefühlsleben der Menschen an. Die digitale Sprache vermittelt in erster Linie pure Informationen und bedarf häufig der Übersetzung. Digitale Botschaften sind abstrakt und drücken sich über Zahlen und abstrakte Zeichen aus.

Will man die Orientierung von demenzerkrankten Menschen möglichst lange gelingen lassen, dann sind Orientierungshilfen angezeigt. Dabei gilt es aber, ein paar Dinge zu beachten. Zum Beispiel: Was unterscheidet eine Analoguhr von einer Digitaluhr?

Bei einer Analoguhr (Abb. 2.2) zeigt sich die Zeit über die Darstellung durch Zeiger und Zifferblatt. Sie zeigt sich gewissermaßen übersichtlich und **unmittelbar** als eine absehbare und abschätzbare Entfernung für den Betrachter. Sie ist die Uhr der Kindheit und behält weitestgehend den Charakter unmittelbarer Vertrautheit im Sinne der Sehgewohnheiten. Man kann die Zeit im Kontext von hellem Tag und dunkler Nacht quasi direkt **sehen!**

Eine Digitaluhr hingegen zeigt die Zeit durch Ziffern an. In der Anzeige von Uhren zeigt sie folgendes Format: **00:00** bis **23:59.** Der Leser muss die Sprache der Ziffern kennen und rechnen können, damit er die Uhrzeit **erkennt.** Digitaluhren sind erst Mitte des vorigen Jahrhunderts vermehrt im Alltag der Menschen aufgetaucht. Für viele ältere Menschen ist ihr Anblick eher ungewohnt.

In diesem Zusammenhang mag die Fallgeschichte „Die Digitaluhr" (s. Abschn. 4.3) eine Erleuchtung dieser theoretischen Aussagen bewirken.

Bei demenzerkrankten Menschen sind nun 3 Dinge immer wieder festzustellen:

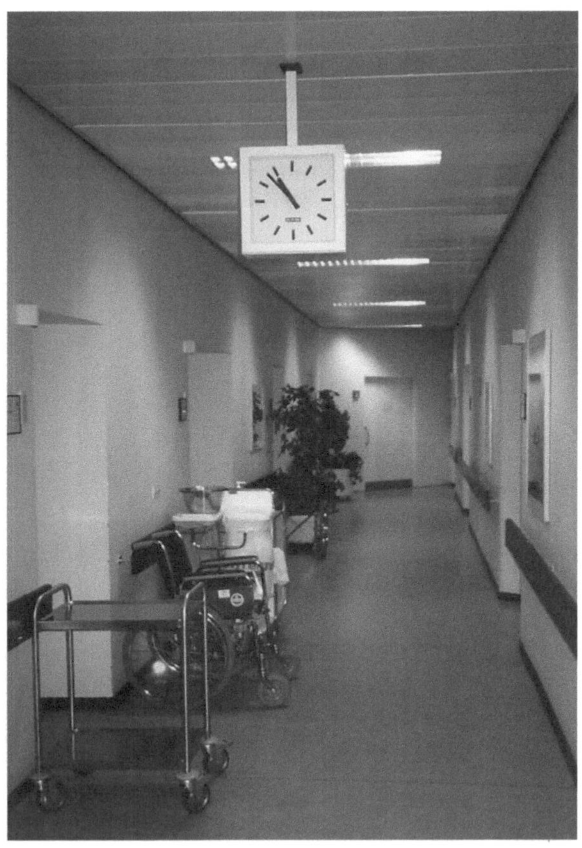
Abb. 2.2 Analoguhr. (Foto: Thomsen)

1. Das Langzeitgedächtnis bleibt sehr viel länger erhalten als das Kurzzeitgedächtnis.
2. Die Fähigkeit zum abstrakten und logischen Denken, mithin zum Rechnen, nimmt recht schnell ab.
3. Die Gefühlsansprechbarkeit, mithin auch das Deuten von Mimik, Gestik und analoger Kommunikation, bleibt umgekehrt sehr viel länger gut erhalten.

Da ältere und demenzerkrankte Menschen zunehmend auf äußere Zeitgeber und Tagesstrukturierung angewiesen sind, damit sie sich – insbesondere zeitlich – gut orientieren können, ist es sehr hilfreich, wenn in ihrer Umgebung eine Uhr als Orientierungshilfe sichtbar ist. Dies sollte aber – wie die folgende Anekdote zeigen wird – in jedem Fall eine große Analoguhr sein, am besten versehen mit arabischen, schwarzen Ziffern und Zeigern auf weißem Grund, wie vielfach Bahnhofsuhren aussehen (Abb. 2.2). Ein gut lesbarer und **aktueller** Kalender wie in Abb. 2.3 kann eine zeitliche Orientierungshilfe darstellen.

Abb. 2.3 Kalender. (Foto:
Thomsen)

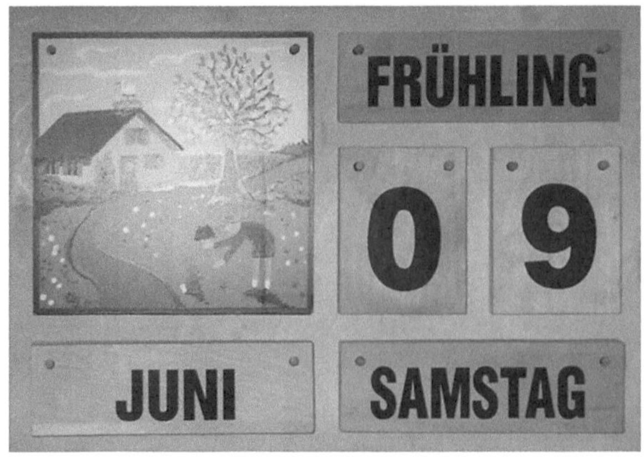

2.1.4   Person

Die personelle Desorientierung entbehrt nicht einer gewissen Dramaturgie. Einer
Person zu begegnen, deren Namen man eigentlich wissen müsste, aber in dem
Moment nicht erinnern kann, kann schon mal peinlich werden. In solchen Situationen empfinden die Menschen echten Stress und versuchen die Situation zu
umspielen oder zu umgehen.

In jedem Fall entstehen unangenehme Gefühle von Verunsicherung und Scham.
Jedem kann so etwas passieren, und wenn wir achtsam mit unseren Gefühlen sind,
haben wir auch eine Ahnung, wie es einem Menschen mit Demenz geht. Sein Verhalten ist dann weniger der Demenz als den momentanen Gefühlen geschuldet.
Irren ist menschlich. Und das Menschliche zeigt sich in den starken Gefühlen
einerseits und den mehr oder minder gelingenden Abwehrstrategien andererseits.
Und wenn sich solche Situationen bei beginnender Demenz häufen, dann steigt
der Stresspegel und befeuert dadurch die kognitiven Defizite umso nachhaltiger.

Der desorientierte Mensch erkennt zunächst solche Menschen nicht wieder, mit
denen er seltener zu tun hat oder hatte. Im weiteren Verlauf vergisst er nicht nur
die Namen, sondern erkennt auch Gesichter nicht wieder. Schreitet die Demenz
weiter voran, kann er zu Details seiner Biografie keine treffenden Aussagen mehr
machen. Frauen vergessen ihren angeheirateten Nachnamen, machen falsche
Angaben zu ihrem Familienstand oder zur Anzahl der Kinder. Männer können
ihren erlernten Beruf nicht mehr angeben oder nicht mehr sagen, wie viele Personen in ihrem Haushalt leben. Irgendwann erkennen sie selbst enge Verwandte oder
den langjährigen Ehepartner nicht wieder.

Und schließlich erkennen sie nicht einmal mehr ihr eigenes Spiegelbild und
halten es möglicherweise für eine andere Person, was bei ihnen zusätzlichen Stress
auslösen kann. Daher sind viele auf Demenz spezialisierte Wohnbereiche dazu
übergegangen, die Spiegel auf den Fluren zu entfernen. Im Bad werden die Spiegel so eingestellt, dass sich der demenzkranke Mensch nicht gezielt bzw. unvorbereitet im Spiegel sehen kann.

Abb. 2.4 Luftballon. (Foto: Thomsen)

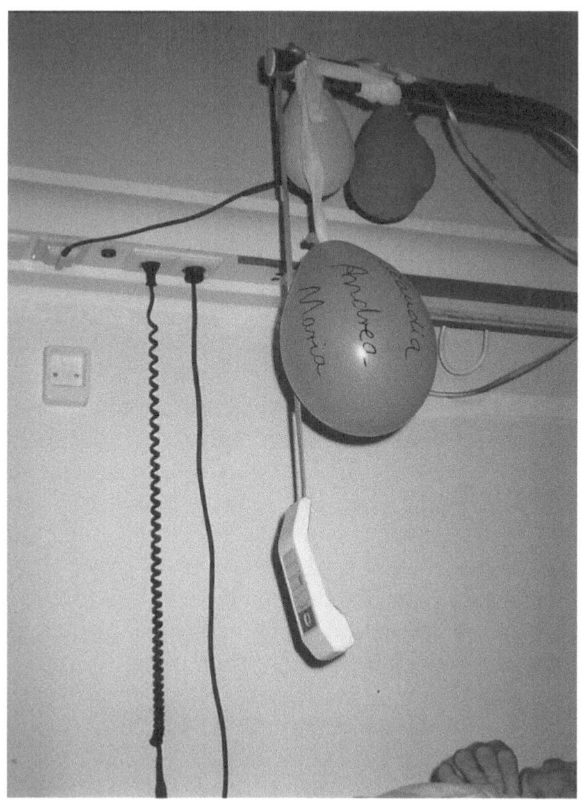

So hatten im Zuge des Realitätsorientierungstrainings Pflegende die Idee, von einer örtlich desorientierten Bewohnerin, die ihr Zimmer nicht wiederfand, ein Foto zu erstellen und es großformatig an der Zimmertür zu befestigen. Auf den Hinweis einer Pflegerin: „Schauen Sie mal! Hier ist doch Ihr Zimmer. Da hängt Ihr Foto", antwortete die alte, demenzkranke Dame: „Die Frau kenne ich nicht!", und setzte ihren Weg fort. Die Personendesorientierung war also schon weit fortgeschritten. Allerdings hatten die Pflegenden noch eine Chance. Sie hofften, dass ihr Langzeitgedächtnis noch nicht so weit betroffen war, und baten die Angehörigen um eine Fotografie aus einer früheren Lebensphase der Dame im Alter um 35 Jahre. Tatsächlich reagierte die Dame auf dieses Foto noch eine Zeit lang; und diese Orientierungshilfe führte noch eine Weile zur besseren örtlichen Orientierung, zumindest soweit, dass sie häufiger ihr Zimmer wiederfand. Das Pflegeteam einer geriatrischen Klinikabteilung beispielsweise schrieb die Namen der Pflegekräfte auf einen aufgeblasenen Luftballon (Abb. 2.4).

2.1.5 Exkurs: ROT – ja, aber!

Als eine „Therapieempfehlung" bei Menschen mit kognitiven Störungen und Demenz gilt allgemein das sog. Realitätsorientierungstraining, kurz ROT. Hier geht es zum einen darum, den betroffenen Menschen Orientierungsangebote zu machen, sodass sie sich besser zurechtfinden. Andererseits soll dadurch auch in gewisser Weise das allgemeine Orientierungsvermögen trainiert, sprich: verbessert werden. Aus meiner Sicht ist das zwar nicht falsch und kann gerade in den ersten Phasen der Demenz für alle Betroffenen hilfreich sein. Die Frage ist nur, wie dieses Training gestaltet wird und in welchen Fällen es wenig Erfolg versprechend im Sinne anvisierter Therapieergebnisse ist. Realitätsorientierungstraining muss also wohlüberlegt eingesetzt werden. „Trotz ihrer gegensätzlichen Herangehensweise (Realitätsorientierung vs. Annahme subjektiver Situationsdefinition), können beide Ansätze in ihrer Fokussierung auf das Subjekt als person-zentrierte Ansätze verstanden werden" (Expertenstandard 2018, S. 78). Man kann auch von einer sanften Realitätsorientierung sprechen. Wie kann das aussehen?

Wird Realitätsorientierung vornehmlich als Orientierungshilfe verstanden, ist daran nichts auszusetzen. Es kann in einen wertschätzenden Umgang wie beiläufig eingestreut werden und in vielerlei Ausprägung und zu unzähligen Gelegenheiten geschehen. Indem ich das Zimmer betrete und die demenzkranke Frau vor der Morgentoilette begrüße, kann schon Orientierungshilfe geleistet worden sein (Beispiele):

„Guten Morgen, Frau Meyer! Haben Sie gut geschlafen?" (Orientierung zur Person, zur Tageszeit, zur Situation Wecken).

„Wir haben schönstes Aprilwetter! Und Ihre Zimmernachbarin, Frau Schulze, sitzt schon am Frühstückstisch und zählt schon die Ostereier!" (Jahreszeit, Wetter, Personen).

„Schauen Sie mal, das Kalenderblatt ist noch gar nicht abgerissen; wir haben doch schon den 5. April 2018" (Datum).

Dies sind also nicht allein Höflichkeitsfloskeln, sondern die Pflegekraft setzt hier das Realitätsorientierungstraining unmittelbar und scheinbar beiläufig um. Sanftes Orientierungstraining verzichtet beispielsweise darauf, bei dem Menschen mit Demenz immer wieder gezielte Nachfragen zum Datum zu stellen oder Korrekturen anzubringen in den Fällen, in denen die demenzkranke Person Desorientierung zeigt. Auch die bewusste Konfrontation mit dem (therapeutischen) Ziel der Verbesserung von Orientierungsleistungen wird dabei eher vermieden, um Beschämung zu vermeiden und möglichst stressinduzierende Gesprächssituationen zu vermeiden.

> ▶ Die Begriffe Verwirrtheit und Desorientiertheit werden in der Pflege von demenzkranken Menschen leider oft bedeutungsgleich verwendet. Aber nicht jeder Verwirrte ist dement, und nicht jeder demenzkranke Mensch ist verwirrt.

2.2 Verwirrtheitssymptome

Desorientierung ist die zwangsläufige Folge einer fortschreitenden Demenzerkrankung, und Orientierungsstörungen nehmen im Verlauf einer Demenzerkrankung zu. Mit Fortschreiten der Erkrankung wird die Desorientierung offenkundiger. Während es sich bei der Desorientierung eher um eine Folge der verminderten Gedächtnis- und Intelligenzleistung handelt, ist die Verwirrtheit meistens eine Bewusstseinsstörung infolge von Mangelzuständen oder Vergiftungserscheinungen des **Körpers.** Im Rahmen der Demenz ist also Desorientierung „normal", hingegen zeigt nicht jeder demenzkranke und zunehmend desorientierte Mensch klassische Verwirrtheitssymptome. Allerdings ist seine Anfälligkeit (Vulnerabilität) dafür deutlich erhöht!

Oft verbirgt sich hinter einer akuten Verwirrtheit ein Delir, also eine vorübergehende Bewusstseinsstörung mit kognitiven Funktionsbeeinträchtigungen, in deren Verlauf

- Konzentrationsstörungen,
- Halluzinationen,
- psychomotorische Erregtheit,
- Störungen des Schlaf-Wach-Rhythmus,
- Affektlabilität,
- Aggressivität, aber auch
- Rückzug von der Umwelt und
- psychomotorische Verlangsamung sowie
- Wahnvorstellungen und Delusionen

variabel auftreten können.

Verwirrtheit ist gewissermaßen ein Leitsymptom für ein Delir und tritt in der Regel akut und plötzlich auf. Die Dauer kann von einigen Stunden über Tage bis zu Wochen sein. In vielen Fällen sind Verwirrtheitsepisoden nur vorübergehend (reversibel) und wurden früher häufig auch gern als „Durchgangssyndrom" bezeichnet. In manchen Fällen besteht allerdings auch die Gefahr einer Chronifizierung mit nachhaltigen Folgen für das weitere (Zusammen-)Leben.

Allerdings ist es für einen Außenstehenden nicht leicht zu entscheiden, ob die Äußerungen einer an Demenz erkrankten Person Ausdruck einer akuten Psychose (Delir) sind oder ob eine schlichte Situationsverkennung dahintersteckt oder ob es sich lediglich um verschrobene, vielleicht nicht wörtlich gemeinte Äußerungen handelt, deren Inhalt eher hermeneutisch zu erschließen bzw. zu verstehen ist.

▶ Für Verwirrtheitssymptome kommen v. a. organische Ursachen in Betracht. Sie können aber auch in lebensgeschichtlich verstehbarem Kontext begründet sein.

2.2.1 Exkurs: Formulierungen im Pflegebericht – die „No Gos"

Sehr häufig finde ich in Berichten von Pflegenden folgende Aussagen:

„Bewohner ist aggressiv."

„Frau B. ist verwirrt."

Ich sage es gleich vorweg: Solche Berichtseinträge sind absolute „No Gos"!

Manchmal werden diese Aussagen erläutert, das wäre schon mal gut, nicht selten bleiben sie aber unkommentiert. Fakt ist aber, dass es sich bei solchen Aussagen im weitesten Sinne um **Diagnosen** handelt. Nun sind aber Pflegekräfte nicht vorrangig diejenigen, die Diagnosen stellen, sondern diejenigen, die dem Therapeutenteam und den Ärzten fehlende Informationen geben, die sie im Zuge der pflegerischen Arbeit aufgrund ihrer Beobachtungen erhalten und die den Ärzten oft nicht unmittelbar zugänglich sind. In gewisser Weise sind Pflegekräfte dabei die „Fürsprecher" oder „Dolmetscher" des Patienten.

Einerseits sollen Menschen, die (noch!) nicht (direkt) mit dem Gepflegten zu tun haben, sich ein anschauliches und umfassendes Bild vom Zustand und Verhalten machen können. Die Individualität und das Person-Sein des Patienten oder Bewohners sollen deutlich werden, sodass ein anderer Pflegender einen geeigneten Zugang finden kann und weiß, was ihn erwarten kann und mit welchen Schwierigkeiten er rechnen muss.

Andererseits dient der Pflegebericht der adäquaten Abbildung des Pflegeprozesses. Das heißt, es sollen Erfolge und Misserfolge geplanter Maßnahmen und Zielformulierungen so zum Ausdruck kommen, dass nach den pflegerischen Interaktionen sinnvolle Vergleiche angestellt werden und Auswertungen erfolgen können. Diese Auswertungsfunktion ist maßgeblich, um Pflegeprobleme bewältigen und Beziehungsprozesse gestalten zu können.

Anhand der Formulierungen können Rückschlüsse auf die Pflegequalität (und den Professionalitätsgrad des jeweiligen Pflegeteams!) gezogen werden. Je präziser, anschaulicher und nachvollziehbarer sich die Pflegenden auszudrücken vermögen, umso besser sind Aussagen über ihre Fähigkeiten zur Empathie und Beziehungsgestaltung möglich. Im Rahmen routinierter Pflegeabläufe vergessen aber viele Pflegende vielfach, welche Zielsetzungen der Pflegebericht eigentlich verfolgt.

Die Aussage „Patient hat gut gegessen!" beispielsweise ist denkbar ungeeignet, um einem Fremden oder einer Prüfinstanz deutlich werden zu lassen, wie und was der „Patient" denn **tatsächlich** gegessen hat. Hat Herr Meyer mehr als sonst oder mehr als üblich oder besonders geschickt gegessen? Einem unvoreingenommenen, nicht „eingeweihten" Leser des Berichts wird also kein wirklich **anschauliches** Bild vermittelt, die Person des Herrn Meyer bleibt blass und vollkommen austauschbar. Eine solche Aussage ist zwar vielleicht als Übergabefloskel geeignet, wenn sich also „Eingeweihte" austauschen, die die Pflegeperson gut kennen und mehrfach mit ihr zu tun haben. Aber eine solche Aussage gehört keinesfalls in einen Pflegebericht. Dort ist eine andere sprachliche Kompetenz gefragt.

Grundsätzlich sollen die dort getätigten Aussagen dazu führen, dass jemand, der (noch) nicht mit dem Gepflegten zu tun hat, sich die Person des Gepflegten sehr gut vorstellen kann, also ein **anschauliches** Bild bekommt. Eine perfekte Pflegedokumentation muss sich daran messen lassen, ob die Übernahme der Pflege anhand der bloßen Dokumentation jederzeit und ohne mündliche Übergabe problemlos und erfolgreich möglich ist, ob ein Unbeteiligter sich ein Bild machen kann. Die Formulierungen im Pflegebericht sollen unter anderem dem Arzt helfen, eine Diagnose zu stellen. Das heißt, dass er die Diagnose stellt, und zwar auf der Grundlage der mündlichen und schriftlichen Aussagen des Pflegepersonals.

Und hier gelten ein paar einfache Regeln für die Abfassung des Pflegeberichts:

1. Es wird nur das beschrieben, was die Pflegekraft **wahrgenommen** (gesehen, gerochen, gefühlt, gehört, ertastet) hat. Und zu dem Gehörten zählt beispielsweise auch das, was eine Person gesagt hat. Man kann und darf sie also zitieren.
2. Es kann darüber hinaus das beschrieben werden, was die Pflegekraft **gemessen** (Gewicht, Temperatur, Trinkmenge, Beinumfang, objektive Daten etc.) hat.
3. Wenn die Pflegekraft eine Empfindung, eine Vermutung oder ein Gefühl mitteilen möchte, dann kann sie das nur **als solches** mitteilen.

Es ist also nicht verboten zu schreiben, dass man das Verhalten einer anderen Person als aggressiv **empfindet,** aber dies muss eben **als** eigene **Empfindung** oder Vermutung kenntlich gemacht werden. Solche subjektiven Darstellungen haben beispielsweise die Form:

„Ich hatte den Eindruck, dass …“

„Ich hatte das Gefühl, dass …“

„Mir schien …“

Aber am besten ist es, dass man nur beschreibt, was man wahrgenommen oder gemessen hat. Und weil das gar nicht so leicht ist und ständig geübt werden muss, bezeichne ich diese 3 Regeln auch als die „Nadelöhre“, durch die der Bericht hindurch muss.

Ich bekomme in Fortbildungen häufig die Frage: „Aber Herr Thomsen, wenn der Patient doch aggressiv war, wie soll ich das dann schreiben?“ Dann frage ich immer zurück: „Was haben Sie denn erlebt? Beschreiben Sie doch mal, was Sie gesehen haben und Ihnen passiert ist!“ Und daraufhin folgt dann eine meist zwar manchmal holprige, aber ganz passable Schilderung des Vorgangs bzw. dessen, was wahrgenommen wurde, und ich antworte: „Und warum haben Sie **das** nicht geschrieben?“

Gerne entgegnen mir dann die Kursteilnehmerinnen, das sei aber so lang, und die Aussage „Bewohner verhielt sich aggressiv“ sei doch passend und im Zuge einer schlanken Dokumentation viel geeigneter. Ich glaube nicht, dass hier das Zeitproblem maßgeblich ist, sondern vielmehr die Ungeübtheit im Formulieren dessen, was so banal und alltäglich erscheint. Die Pflegedokumentation ist ja auch nicht dazu da, **alles** zu dokumentieren, sondern **exemplarisch** zu zeigen, was los ist. Wir wollen ein Bild vom Bewohner oder Patienten. Mehr nicht! Aber auch nicht weniger! Und dieses Bild sollte stimmig sein und nachvollziehbar und darf nicht durch subjektive Wahrnehmung oder Diagnosebegriffe wie „Verwirrtheit" verstellt sein.

Noch einmal: Der Arzt und nicht Pflegekräfte stellt Diagnosen auf Basis unserer Beschreibungen oder Berichte und nicht aufgrund unserer Interpretationen. Gut, wir stellen auch **Pflegediagnosen,** aber auch erst, nachdem fachlich korrekt **beschrieben** wurde, also wenn man durch die 3 „Nadelöhre" gegangen ist.

Wenn auf die Nachfrage, woran man die „Verwirrtheit" eines Bewohners festmache, die Antwort folgt, dass er sein Zimmer nicht finde und/oder sein Spiegelbild nicht erkenne, dann ist dieser Bewohner nämlich erst einmal nicht verwirrt, sondern örtlich und zur Person desorientiert – mehr nicht! Daraus kann dann z. B. folgen, dass ihm Orientierungshilfen gegeben werden oder man den Spiegel abhängt, weil man beobachtet, dass er dagegen boxt.

Äußert ein Bewohner oder Patient hingegen, dass Kühe in seinem Zimmer seien, die die Pflegekraft nicht wahrnimmt, dann zeigt er sicher Verwirrtheitssymptome im Sinne von Halluzinationen, die eine bestimmte Kommunikation erfordern. Oder er beschuldigt eine Pflegerin, ihn bestohlen zu haben, was aber objektiv nicht der Fall ist, dann kann das der Beginn einer Wahnvorstellung sein, wenn er trotz Korrektur weiterhin, womöglich höchst emotional, diese Behauptung aufrechterhält.

Nicht zuletzt besteht bei übereilten Diagnosetiteln oder Zuschreibungen wie „Verwirrtheit" durch das Pflegepersonal die Gefahr der Stigmatisierung. Vielmehr ist es unsere pflegerische Aufgabe (und moralische Verpflichtung), anderen, insbesondere den Ärzten, ein eigenes Urteil zu überlassen. Pflegende sind Anwalt des Patienten oder des Bewohners, und zu ihrer Fachlichkeit gehört eben besonders eine unvoreingenommene und möglichst klare, eindeutige Dokumentation.

> ▶ Der Begriff „Verwirrtheit" ist vieldeutig, die gelungene Beschreibung der Beobachtungen und Geschehnisse macht sie eindeutiger.

2.2.2 Ursachen und Auslöser für Verwirrtheitszustände

Unumstritten ist wohl, dass auch Menschen ohne Demenz Symptome einer Verwirrtheit im oben beschriebenen Sinne bekommen können. Niemand ist dagegen gänzlich gefeit. Man denke beispielsweise an ein Fieberdelir oder an die Folgen, die eine Exsikkose auslösen kann.

Man kann bei Verwirrtheitszuständen verschiedene Ursachen identifizieren, die aber nicht allein oder für sich zwangsläufig zu Verwirrtheit führen, aber fast immer mit beteiligt sind. Darüber hinaus gibt es auch nichtorganische (endogene) Ursachen. Hier würde ich eher von Auslösern oder Triggern sprechen.

Folgende organisch bedingte Ursachen (exogen) lassen sich bestimmen:

- Vergiftungsfolgen oder Entzug von Alkohol oder Drogen,
- Vergiftungsfolgen von Medikamenten oder bei Medikamentenentzug (Parkinson-Mittel, hochpotente Neuroleptika),
- Elektrolytstörungen,
- Dehydratation (z. B. infolge einer Hypodipsie [= Durstdefizit]),
- Vitaminmangel (Thiamin, Vitamin B_{12}),
- Hypoglykämie (Unterzuckerung),
- Hyperthyreose (Schilddrüsenüberfunktion),
- Anämie (Blutarmut),
- Infektionen (Pneumonie, Harnwegsinfekte etc.),
- Sauerstoffmangel des Gehirns (z. B. bei TIA, PRIND) oder im Zuge zerebraler Erkrankungen,
- Gehirntumor,
- Lewy-Körperchen-Demenz.

Kann die Ursache, wie z. B. eine Dehydratation oder ein Vitaminmangel, behoben werden, stellt sich in der Regel nach ein paar Tagen oder Wochen eine Verbesserung der Symptomatik ein. Das bedeutet, dass bei demenzerkrankten Menschen, die Verwirrtheitssymptome zeigen, immer und zuerst an eine organische Ursache (exogene Psychose) gedacht und danach geforscht werden muss, bevor beispielsweise über den Einsatz von Psychopharmaka nachgedacht wird. Zwar wissen wir, dass die demenzerkrankten Menschen eine Risikogruppe für Verwirrtheit darstellen und sie auch ohne organische Ursache (endogen) Verwirrtheitssymptome zeigen können, aber in sehr vielen Fällen muss erst eine organische Ursache ausgeschlossen werden, um keine Fehltherapien einzuleiten.

Die folgenden Umstände erweisen sich darüber hinaus gern als mit verursachend:

- Wahrnehmungsstörungen (Störung der Reizaufnahme oder -verarbeitung, Hörminderung, sensorische Deprivation, Reizüberflutung, Agnosie),
- Schmerzen.

An dieser Stelle sei auf eine interessante französische Studie hingewiesen, die für die Therapie bei demenzbedingten Störungen aus meiner Sicht sehr bedeutsam ist (vgl. http://www.aerztezeitung.de/medizin/krankheiten/schmerz/article/849490/behandlung-heim-schmerztherapie-leidet-demenz.html, abgerufen am 13.10.2018). Die Forscher hatten im Jahr 2013 festgestellt, dass nur 65,8 % der Demenzpatienten in Heimen ein Schmerzmittel erhielten. Die demenzerkrankten Patienten erhielten signifikant weniger Analgetika als Senioren ohne Demenz (42,3 % gegenüber 52 %) (ebenda).

Je weiter die Demenz voranschreitet, umso weniger sind die betroffenen Menschen in der Lage, von oder über ihre Schmerzen zu sprechen. Sie können die Frage nach der Schmerzintensität auf einer Skala von 1 bis 10 oder nach der Lokalisation des Schmerzes nicht beantworten. Sie können dann das (diffuse) Schmerzempfinden nur noch in der Aktion ausleben. Wenn Patienten oder Bewohner von Pflegeheimen ohne ersichtlichen Grund agitiert sind, aggressives oder sozial unangemessenes Verhalten an den Tag legen, können Schmerzen dahinterstecken. Allerdings wurden die Verhaltensweisen häufig nicht nur fehlinterpretiert, sondern auch bei eindeutigen Hinweisen auf Schmerzen bei demenzerkrankten Bewohnern wird der Studie zufolge grundsätzlich seltener zu Schmerzmitteln gegriffen. Eine weitere Studie in deutschen Pflegeeinrichtungen kam zu dem Ergebnis, dass drei Viertel der Betroffenen unzureichend analgetisch versorgt waren (vgl. https://link.springer.com/article/10.1007/s00391-012-0332-4, abgerufen am 13.10.2018).

Experten empfehlen zur Beurteilung von Schmerzen bei Demenz die Anwendung eines Assessment-Verfahrens, wie z. B. den BESD-Fragebogen, mit dessen Hilfe eine systematische Schmerzerfassung unter Einbeziehung nicht-sprachlicher Schmerzhinweise wie auffällige Atmung, lange Phasen von Hyperventilation, ein grimassierender Gesichtsausdruck oder geballte Fäuste erfolgen kann (vgl. https://www.dgss.org/fileadmin/pdf/BESD_Fassung_Dezember_2008.pdf, abgerufen am 13.10.2018).

Neben einer mittels BESD erfolgenden Schmerzerfassung dürfte die Studie auch den Schluss nahelegen, im Zweifel und bei akut auftretendem, herausforderndem Verhalten durchaus öfter einmal einen Versuch in Richtung Schmerzmittel-applikation zu wagen. Ähnlich wie bei der Schmerzerfassung beispielsweise von Säuglingen sind auch bei demenzkranken oder aphasischen Patienten oft nur Mutmaßungen möglich. Eine Art Trial-and-error-Verfahren, in dem die Wirkung des Einsatzes von Schmerzmitteln engmaschig beobachtet wird, erscheint mir hier durchaus legitim.

Weitere Auslöser (Trigger) für Verwirrtheitszustände können sein:

- Erinnerung an seelisch traumatisierende Erlebnisse (Verlusterlebnisse wie der Tod eines nahen Angehörigen, Krieg, Verkehrsunfälle, Bombenanschläge, Vergewaltigungen etc.), Intrusionen,
- psychosozialer Stress (Wohnortwechsel, familiäre Spannungen),
- Angst,
- akute psychische Verletzungen oder andere Traumata.

Die Lebensgeschichte der Bewohnerinnen birgt oft Ungeahntes. Nicht alles ist den Pflegenden, den Angehörigen und Betreuern aus der Biografie oder der gemeinsamen Lebenszeit zugänglich oder bewusst. Genauso kann das Großhirn dem betroffenen Menschen selbst den Zugang zu lebensgeschichtlich Erlebtem verwehren. Er kann gewissermaßen auf (erfolgreich) Verdrängtes nicht zugreifen; es ist aber da.

Das Gehirn des Menschen hat eine ganz besondere Aufgabe: Es hemmt! Es bringt z. B. sukzessive viele Reflexe (z. B. Greifreflex, Wasserlassen etc.) unter Kontrolle, sodass gezielte und flüssige Bewegungen in Feinabstimmung mit dem Kleinhirn möglich werden. Darüber hinaus bringt es insbesondere über das

Frontalhirn im Zusammenspiel mit dem limbischen System die momentanen Emotionen unter Kontrolle. Es passt so das soziale Verhalten des Menschen den Normen an und waltet quasi wie ein Herr Knigge über die richtigen Umgangsformen.

Auch unsere Gefühle, die mit Erlebtem verbunden sind, werden also mittels Frontallappen beherrscht und geradezu im Zaum gehalten. Aber das Großhirn kann noch sehr viel mehr. Es kann das unangenehm oder gar traumatisierend Erlebte so weit verstecken, dass es keinen Zugang mehr gestattet und es dem Bewusstsein entzieht. Wir kennen diesen Mechanismus unter anderem im Zusammenhang mit der Behandlung der posttraumatischen Belastungsstörung.

Studien belegen neurochemische und neurostrukturelle Zusammenhänge hinsichtlich der Langzeitwirkung von Stresserleben, insbesondere in frühen Lebensabschnitten (vgl. https://www.ncbi.nlm.nih.gov/pmc/articles/PMC6145191/, abgerufen am 13.10.2018). Häufiges Stresserleben korrespondiert mit einer erhöhten Kortisolausschüttung und gilt mittlerweile als ein potenter Faktor im Hinblick auf die Vulnerabilität auch im Zuge der Entstehung von Alzheimer (vgl. auch: https://www.aerztezeitung.de/medizin/krankheiten/demenz/article/975359/demenzgefahr-stress-laesst-womoeglich-gehirn-schrumpfen.html?xing_share=news, abgerufen am 06.11.2018).

Neuere Forschungen scheinen darauf hinzudeuten, dass häufiges Stresserleben in der Lebensgeschichte des Menschen ein nicht unerheblicher Faktor im Hinblick auf die Entstehung von Demenzerkrankungen darstellt. Aber auch die Betrachtung des Mechanismus lässt Schlussfolgerungen zu, wie also die kommunikative Beziehungsgestaltung aussehen sollte.

Wie die Abb. 2.5 zeigt, hat das Erleben von Disstress unmittelbare physiologische Folgen. Die Symptome, wie sie aus der Adrenalinwirkung resultieren, können Pflegende auch bei Menschen mit Demenz, in besonderer Weise in den Anfangsphasen, beobachten oder spüren (hoher Muskeltonus).

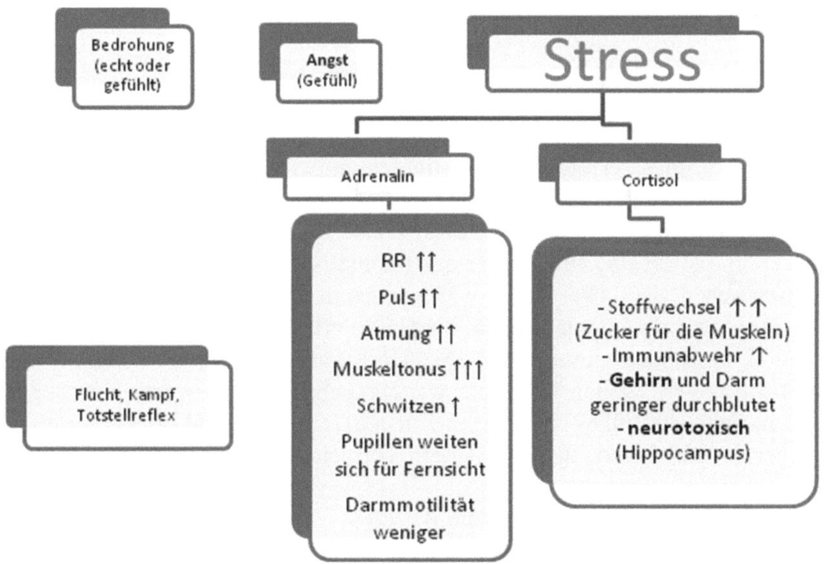

Abb. 2.5 Stressfolgen

Der Mensch mit Demenz ist immer häufiger die eigene Person betreffenden „bedrohlichen" Situationen ausgesetzt. Er kennt sich nicht aus, wird bei Fehlern ertappt oder ist schlichtweg mit der Situation überfordert und ist daher bestrebt, „auszutreten", sich dem ihn Herausfordernden zu entziehen, also zu flüchten. Wo das nicht gelingt, wird er dann abwehrend bis aggressiv im Verhalten. Im Extremfall wird er völlig apathisch.

Der Körper steckt also voller Adrenalin, ist auf Flucht oder Kampf programmiert. Daher brauchen seine Muskeln Zucker, das Gehirn muss nun zurücktreten und stört nur. Entsprechend sind Herausforderungen im Hinblick auf kognitive Denk- bzw. Hirnleistungen **jetzt nicht** abrufbereit. Es ist keine Zeit für Diskussionen und Diskurse.

Was lernen wir daraus im Hinblick auf die Beziehungsgestaltung mit dem Menschen mit Demenz in solchen Situationen?

Nun, zum einen dürfte es ratsam sein, ihm nicht zu nahe zu kommen und so das Gefühl von Bedrohung oder Bedrängtsein nicht noch weiter zu triggern. Das richtige Maß von Nähe und Distanz zu finden dürfte hier gewissermaßen als pflegerische Kunst bezeichnet werden. Vielmehr wird es ihm vermutlich guttun, wenn der Betroffene in einer gefühlten Bedrohungssituation sich bewegen und das Adrenalin quasi abbauen kann. Eigentlich sind also freiheitseinschränkende Maßnahmen in solchen Situationen eher kontraproduktiv, und **das** sollten Pflegekräfte wissen, also zunächst die Alternativen ausloten, bevor als Ultima Ratio die Fixierung erfolgen muss.

Da sein Gehirn im Zuge der Bedrohungssituation – zusätzlich zur kognitiven Einschränkung durch die Demenz! – hinsichtlich Denkleistung eingeschränkt ist, wird er für möglicherweise wortreiche Erklärungen, Belehrungen oder Diskussionen gar nicht wirklich aufnahmefähig sein. Im Gegenteil: Das „Gerede" wird ihn noch mehr überfordern und zu Gegenwehr oder Abwehr provozieren. Naomi Feil sagt: „Wir diskutieren nicht!" (Vgl. https://www.youtube.com/watch?v=wT4MDBxqiiE, abgerufen am 24.10.2018).

Zurück zum Trauma in der Lebensgeschichte:

Ein traumatisches Erlebnis ist zunächst einmal ein Schock und bleibt mit vielfältigen, unangenehmen Gefühlen verbunden. Damit der Mensch damit fertig werden kann, muss er eine Abwehrstrategie entwickeln. Fehlt die therapeutische Aufarbeitung, was bei der Mehrzahl der im und nach dem Weltkrieg traumatisierten Menschen der Fall sein dürfte, bleiben die Intrusionen bestehen, und es kann keine psychische Integration des traumatischen Inhalts erfolgen. „Wir wissen inzwischen, dass zwei von drei Menschen der Kriegsgeneration das Opfer von traumatischen Erlebnissen wurden, die Hälfte erlebte sie mehrfach. Etwa ein Drittel der Kriegskinder wiesen eine schwere posttraumatische Belastungsstörung auf. Diese Störungen werden bis heute weitergegeben. Lange wurde dies nicht verstanden, denn die Enkel wuchsen in Friedenszeiten auf und erlebten meist einen gesicherten Wohlstand, den ihre Eltern erarbeitet hatten" (Krüger 2015, S. 75). Was bedeutet das?

Bei einer Intrusion durchleben die Betroffenen das traumatische Ereignis erneut, wenn bestimmte Auslöser wie Gerüche, Geräusche oder ähnliche Situationen vorhanden sind (vgl. Abschn. 4.11). Durch solche „typischen" Außenreize sind die Betroffenen wieder im „alten Film" und empfinden die gleichen Gefühle von Ohnmacht, Hilflosigkeit, Verzweiflung oder Angst wie beim Ursprungserlebnis. Da das Ganze meist unbewusste Prozesse sind, können sie sich den Grund für ihre Gefühle gar nicht erklären und also auch keine Lösungen finden. Die Erfahrungen können nicht kognitiv eingeordnet, nicht sprachlich ausgedrückt werden.

Die Betroffenen können **sich** Symptome wie Übererregung, Reizbarkeit, Schlafstörungen oder Schreckhaftigkeit nicht erklären. In der Regel werden die Betroffenen solche „Auslöser" meiden und bestimmte Situationen umgehen. Eine andere Möglichkeit besteht darin, Negatives auszublenden und nur Gutes z. B. in Personen zu projizieren, wodurch sie zwangsläufig – weil kein Mensch nur gut ist und jeder auch mal verletzen kann – immer wieder neue Retraumatisierungen erleben.

Bei einer Konstriktion werden Zustände von emotionaler Lust- und Freudlosigkeit und Leere empfunden. Die Betroffenen wirken nahezu apathisch, wie gelähmt. Dabei handelt es sich gewissermaßen um eine (unbewusste) Bewältigungsstrategie, bei der bestimmte Gefühle gezielt abgespalten (dissoziiert) werden. Sie können gewissermaßen beim Durchleben verletzender Handlungen (z. B. einer Vergewaltigung) „neben sich stehen". Nicht selten entwickeln die Betroffenen Schuldgefühle und werden depressiv.

Die heute in die stationären Einrichtungen einziehenden, alten Menschen sind die um 1930 Geborenen. Sie waren also um 1945 in dem Alter, wo Männer noch in den Krieg ziehen mussten und Frauen oft männlicher (sexualisierter) Gewalt schutzlos ausgeliefert waren. Durchschnittlich bringt etwa jede dritte Frau dieser Generation aus der Zeit 1945 bis 1947 Vergewaltigungserfahrungen mit! Diese Erfahrungen sexualisierter Gewalt waren in den allermeisten Fällen höchst traumatisch (vgl. Böhmer 2014).

Aus der Traumaforschung wissen wir, dass unser Gehirn solche Erfahrungen so weit verdrängen kann, dass sie dem Bewusstsein nicht mehr zugänglich sind, eine **der** Fähigkeiten des Großhirns. Aber wir wissen auch, dass unter bestimmten Umständen nur geringe Auslöser ausreichen, um dem Ich der Person einen Strich durch die Rechnung zu machen, was sich dann in einem auffälligen, mitunter störenden Verhalten zeigen kann. Wenn nun bei einer Demenzerkrankung diese besondere Fähigkeit des Großhirns, Erfahrungen zu verdrängen bzw. nicht der Erinnerung zuführen zu lassen, geschwächt ist, dann erhöht sich die Wahrscheinlichkeit, dass sich solche traumatisierenden Erfahrungen gewissermaßen Bahn brechen. Oft lassen sich Trigger (= Auslöser) für ein entsprechendes, „seltsames" Verhalten identifizieren. Für den betroffenen Menschen selbst bleibt bei den aufkommenden Bildern dann oft unklar, ob es sich um Erinnerung oder erlebte Realität handelt. Erschwerend kommt hinzu, dass demenzerkrankte Menschen sich diesen Triggern kaum entziehen können und Pflegende nicht wahrnehmen, ob oder dass sie diese Bilder auslösen. Dieses „Wiedererinnern psychotraumatischer Erlebnisse" nennt die Psychologie auch Intrusion.

Wenn wir die vielen traumatisierten Frauen und Männer dieser Generation der um 1930 geborenen Menschen nun in die Altenpflegeeinrichtungen bekommen, dann kann es vor dem Hintergrund dieser historischen Realität sehr wichtig sein, dass sich Pflegende über ihre Begegnungserfahrungen im Rahmen der pflegerischen Beziehungsgestaltung regelmäßig austauschen, um mögliche Trigger zu identifizieren oder ein Verständnis für das irritierende Verhalten v. a. demenzkranker Menschen zu bekommen.

Oft stehen Pflegende ratlos vor dem herausfordernden Verhalten, beispielsweise im Rahmen der Intimpflege, beim Essenreichen oder in der Begegnung auf nächtlichen Fluren der Einrichtung. Gelingt es, auslösende Faktoren zu identifizieren, kann in der gemeinsamen Besprechung eine Vermeidungsstrategie entwickelt oder gar ein passgenauer und abgestimmter Handlungsplan entworfen werden.

Der Pflegeberuf bedeutet also nicht allein, Therapiehelfer oder Unterstützer der Diagnosefindung im Hinblick auf die körperlichen, naturwissenschaftlich-medizinisch erklärbaren Ursachen einer Erkrankung zu sein, sondern er beinhaltet auch eine stark hermeneutische Komponente. Insbesondere hinsichtlich kommunikativer Kompetenzen und Empathievermögen sind Pflegende herausgefordert. In Tab. 2.1 werden die naturwissenschaftlich-medizinischen Aufgaben und Inhalte den hermeneutischen beispielhaft gegenüber gestellt.

> ▶ Verwirrtheit ist kein Alleinstellungsmerkmal der Demenz, sondern in der Regel Folge einer organischen Störung, und der Mensch mit Demenz ist allgemein anfälliger. Sie kann auch in der Folge auf lebensbiografisch erlebte, traumatische Situationen ausgelöst werden.

2.2.2.1 Reizüberflutung

Reizüberflutung kann der Hirnentwicklung schaden, führt zu Stress, Hektik, aggressiven Reaktionen und schnellerer Erschöpfung. Von Reizüberflutung spricht man dann, wenn über einen bestimmten Zeitraum und gleichzeitig eine (Über-) Fülle an Reizen auf uns einwirkt. Wir wissen heute, dass Kinder, die vielfach Reizüberflutungen, insbesondere einem zügellosen Medienkonsum, ausgesetzt werden, Verhaltensauffälligkeiten zeigen können. Ein gesunder Mensch wird sich einer akuten Reizüberflutungssituation zu entziehen versuchen oder wird besondere Vorkehrungen treffen. Dies ist aber kleinen Kindern und alten, demenzkranken Menschen in gleicher Weise oft nicht möglich. Sie können sich nicht

Tab. 2.1 Pflegerische Auftragsstellungen (2 Seiten einer Medaille!)

Erklären (Körper, Natur)	Verstehen (Psyche, Text)
Körperliche **Ursachen**	Lebensgeschichtliche Prägungen, Traumata
Noxen, Stoffwechsel, Hormone, Vitamine, Medikamente	**Trigger,** Auslöser, schwindende Bewältigungsmöglichkeiten
Z. B.: Exsikkose, Infekte, Tumor	Überforderung, **Stress,** Deprivation/Isolation
Naturwissenschaften, **Medizin,** Geriatrie	Hermeneutik, Geragogik, Psychologie
Therapie, Rehabilitation	Professionelle Begleitung, Wohlbefinden

bewusst vor zu vielen und überfordernden Reizangeboten abschotten, abschalten oder einen Ausgleich herstellen.

Wenn alle Aufmerksamkeit gefordert ist, es schwierig wird, das Relevante auszufiltern, dann steigt der Stresspegel. Je älter der Mensch wird, desto schwerer fällt es ihm, beispielsweise aufgrund physiologischer und kognitiver Veränderung in geselliger Gesprächsrunde die für ihn relevanten Botschaften herauszufiltern. So sitzen ältere Menschen dann eher passiv dabei und vermögen dem Gesprächsverlauf der sich unterhaltenden Nachbarn kaum zu folgen. Das konzentrierte Zuhören strengt sie dermaßen an, dass sie abschalten oder in ständige Anspannung geraten und ermüden. Sie ziehen sich dann zurück, beteiligen sich kaum oder nur kurz und episodisch am Gespräch und meiden solche Situationen gerne schon im Vorfeld, indem sie gar schon die Einladung ablehnen. Sie wenden also neue oder bewährte Coping-Strategien an.

Ein Mensch, dessen kognitive Fähigkeiten aber infolge einer Erkrankung der „zentralen Exekutive", also insbesondere des Großhirns, nachlassen, hat eben solche Abwehrstrategien nicht mehr zur Verfügung. Man kann sagen, dass er – ähnlich wie Säuglinge oder Kleinkinder und im Sinne einer umgekehrten Entwicklungslogik – den Reizangeboten schutzlos ausgeliefert ist. Dieses gilt also vor allen Dingen bei weit fortgeschrittener Demenz. Christoph Held spricht hier im Rahmen seines Drei-Welten-Modells von der „kognitiven Schutzlosigkeit" (https://www.erlenhof.ch/fileadmin/pdf/das-drei-welten-modell-nach-dr-held.pdf, abgerufen am 24.10.2018). Und dabei können schon recht geringe Dosen „Reizflut" beim betroffenen Menschen Reaktionen zeigen, die in der Regel einer gewissen Pathologie zugeordnet werden. Dieselben Phänomene, die nach lang andauernden Reizmangelzuständen beobachtet werden, zeigen sich auch, wenn Menschen häufiger in Reizüberflutungssituationen geraten – Nesteln, Schaukeln, Rufen, Schlagen etc.

Das Problem ist, dass die gesunden Menschen, die ja denselben Umgebungsverhältnissen (Lichtern, Fernsehbildern, Gerüchen, besonders aber Geräuschen) ausgesetzt sind, mit einem sehr viel widerstandsfähigeren und anpassungsfähigeren (resilienteren) Gehirn und mit mehr Handlungsoptionen ausgestattet sind und dass sie diese Wahrnehmung des Pflegebedürftigen nicht ohne Weiteres und durchgängig teilen können. Um sich in diese Situation wirklich reinversetzen zu können, brauchen sie Empathie provozierende oder fördernde Bilder, zumindest aber Zeit zum Reflektieren der Situation. Das fällt uns bei kleinen Kindern sehr viel leichter. Wir spüren meist intuitiv, ob und wann wir sie überfordern oder sie einer Überforderungssituation ausgesetzt sind. Hingegen beim alten Menschen können wir es nicht wissen, sondern oft nur vermuten. Gemeinsame Beobachtung der am Pflegegeschehen beteiligten Personen und der reflektierte, kommunikative Austausch können hier helfen.

Und so kann es ein erster Schritt sein, wenn die Pflegenden die Phase der Demenz bestimmen können und daraus schon eine fachlich gebotene, adäquate Umgebungs- und Kommunikationsgestaltung ableiten können. Denn ein demenzkranker Mensch mit weit fortgeschrittener Krankheitsentwicklung kann sich nicht selbst wehren, wenn er einer Umgebung ausgesetzt wird, die er zielgerichtet – und für andere verständlich – **nicht** beeinflussen kann.

Der Hauptverstärker für Stress und Burn-out ist das Ohnmachtsgefühl (vgl. Berndt 2013, S. 31 f.). Er ist darauf angewiesen, dass sich andere nicht nur in ihn hineinversetzen, sondern ihm eine Struktur und Umgebung anbieten können, der er (noch) folgen kann. Wenn von „kindgerechter" Umgebung und Kommunikation gesprochen wird, warum ist es dann immer noch weitestgehend tabu, von „altengerechtem" oder „dementengerechtem" Milieu zu sprechen?

Der demenzkranke, alte Mensch sitzt mit dem Rücken zum Geschehen und kann nicht die Ursache einer Geräuschentwicklung zuordnen, die da hinter ihm stattfindet. Er kann der Pflegekraft nicht (mehr) sagen, dass ihn das laute Radio oder die ständig redende Tischnachbarin stört. Er kann nicht mehr den Panzer, der im Rahmen der Berichterstattung zum Syrienkrieg über den Bildschirm des Fernsehers donnert, unterscheiden von (vielleicht längst verschütteten) eigenen Kriegsbildern des Zweiten Weltkrieges. Die Zeitebenen haben sich verschränkt, und möglicherweise werden Gefühle getriggert, die zu einem Verhalten führen, das die Umgebung dann als „Verhaltensauffälligkeit" oder „Verwirrtheit" interpretiert. Er wird anfangen, auf das „Erlebte" mit den Mitteln zu reagieren, die ihm zur Verfügung stehen. Abb. 2.6 zeigt eine Übungstreppe in einer Rehabilitationsklinik. Der Mensch mit fortgeschrittener Demenz wird diese nicht von einer realen Treppe unterscheiden können und möglicherweise verunsichert reagieren.

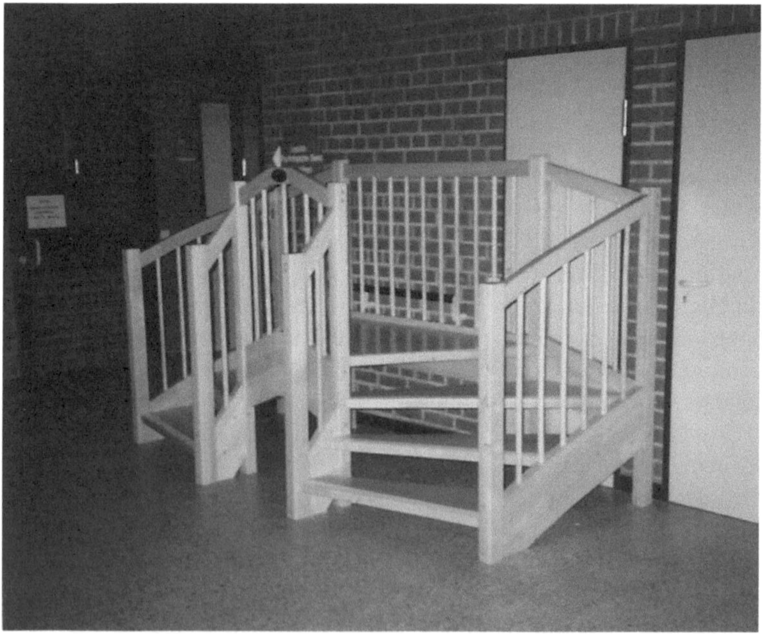

Abb. 2.6 Übungstreppe in einer Rehabilitationsklinik. (Foto: Thomsen)

2.2.2.2 Reizmangel

Auch bei lang andauernden Reizmangelzuständen kann es wie bei Reizüberflutung zu folgenschweren Problemen kommen. Der Fachbegriff dazu lautet „sensorische Deprivation". Wenn einem Menschen über einen längeren Zeitraum die Möglichkeit genommen ist oder wird, Sinnesreize aufzunehmen, kommt es nachweislich zu Veränderungen der Biochemie.

Reizmangelzustände können nicht nur ursächlich für Verwirrtheitszustände sein, sondern werden unter totalitären Regimen auch gern als gezieltes Mittel zur Gehirnwäsche eingesetzt. Als sensorische Deprivation wird der Entzug **(Deprivation)** von sensorischen **Reizen** (also **Sinneseindrücken**) bezeichnet. Gleichzeitig ist Reizarmut als wesentliches Gefahrenelement für die Entstehung eines akuten Delirs zu vermuten.

Alte Menschen sind hinsichtlich ihrer Anpassungsfähigkeit (Coping) neuen Belastungen (Stress) nicht mehr in gleicher Weise gewachsen wie junge Menschen. Sie sind also **empfindlicher** dafür, bei spezifischen Belastungssituationen zu dekompensieren. Eine besondere Anpassungsleistung wird vom alten Menschen z. B. gefordert, wenn es zu einer Einweisung in ein Krankenhaus kommt. Es ist bekannt, dass **Wahrnehmung**sstörungen alter Menschen als Folge natürlicher Alterungsprozesse und/oder akuter und/oder chronischer Erkrankung Verwirrtheitszustände begünstigen. Seh- und Hörbehinderung, Störungen der Oberflächen- und Tiefensensibilität, Bewegungseinschränkung, ungünstige Umgebungsfaktoren und ungenügende Hilfsmittel sowie mangelnde Anregung erhöhen das Risiko.

In dem „Einsamkeitsexperiment" britischer Wissenschaftler hat man die Auswirkungen sensorischer Deprivation beobachtet und 2010 in einem Filmbeitrag der BBC zusammengeschnitten (https://www.spiegel.tv/videos/146365-isoliert, abgerufen am 13.10.2018). Der gezielte Reizentzug von 6 Freiwilligen, die genau 48 h in einem dunklen Raum ohne Licht und ohne Geräusche und teilweise ohne Tastmöglichkeit verbrachten, entsprach dem von Isolationshaft mit nachhaltigen Folgen auf die „zentrale Exekutive" des Gehirns. In den Tests vor und nach dem Experiment zeigten sich bei allen Probanden deutliche Einbußen beim Erinnerungsvermögen und der Konzentration. Darüber hinaus zeigten insbesondere die männlichen Teilnehmer eine deutlich erhöhte Manipulierbarkeit. Während der Isolation konnte der Fernsehzuschauer beobachten, wie sie Selbstgespräche führten, im Raum hin- und hergingen und unter dieser Dunkelheit und Stille litten. Nach wenigen Stunden hatten einige von ihnen bereits optische Halluzinationen.

In der Erzählung „Schachnovelle" von Stefan Zweig berichtet einer der Hauptakteure, der von den Nazis zu Verhörzwecken über Monate in einem Hotelzimmer isoliert wurde, was bei bewusst herbeigeführten, länger andauernden Reizmangelumgebungen im Geiste passiert. Die „subtilere Weise", mit der „Druck auf die menschliche Seele" ausgeübt wird, führt zu einer veränderten Wahrnehmung, zu Manipulierbarkeit und Folgeschäden, wie sie dann bei dem Schachspieler in der Erzählung eindrucksvoll wiedergegeben werden.

Der Entzug von Sinnesreizen kann **schon nach wenigen Tagen** zu schweren Störungen führen. Als Folge steigt bei den betroffenen Personen das Verlangen nach Sinnesreizen und Körperbewegung. Je länger dieser Zustand der Deprivation andauert, desto mehr lassen sich Störungen des normalen Denkablaufs, Konzentrationsschwäche, depressive Verstimmungen und auch Halluzinationen beobachten. Nach dem Erleben von Reizmangelzuständen zeigen die Betroffenen eine deutlich erhöhte Suggestibilität.

Grundsätzlich ist niemand davor gefeit, infolge von unbeabsichtigten oder bewussten Reizmangelzuständen die beschriebenen Symptome wie Halluzinationen, Suggestibilität und allgemeine Verwirrtheit zu entwickeln. Allerdings ist die Reizschwelle bei alten und demenzkranken Menschen deutlich niedriger und erfordert gezielte Gegenmaßnahmen. Die Umgebungsgestaltung in Einzelzimmern, in denen Pflegebedürftige sehr oft lange Zeiten am Tag zubringen, ist sicherlich eine besondere Aufgabe von Pflegeteams. Wie die Experimente der letzten Jahrzehnte zeigen, brauchen von Pflege und Zuwendung abhängige Menschen ein gewisses, besser: ein richtiges Maß an Reizen und Kontakt.

Unser Gehirn verlangt danach, herausgefordert und stimuliert zu werden. Ein Zuwenig an äußeren Reizen, veranlasst das Gehirn zu Gegenmaßnahmen. Der schwerhörige alte Mensch wird nicht Gehörtes eines Satzes selber füllen, bis der Satz (für ihn) Sinn ergibt (vgl. auch: Watzlawick 1983). Dabei muss der gegebene Sinn nicht mit dem geäußerten Sinn des Kommunikationspartners übereinstimmen. Missverständnisse und soziale Isolation können folgen. Die Gefahr der Vereinsamung wächst.

Auch der Wahnbildung ist Tür und Tor geöffnet. Aber auch bei Menschen mit stark eingeschränkter Sehleistung kann es zu visuellen Trugwahrnehmungen kommen, ohne dass eine akute psychiatrische Erkrankung im eigentlichen Sinn vorliegt (Charles-Bonnet-Syndrom).

Ein Patient, der postoperativ oder im Einzelzimmer einer Pflegeeinrichtung gezwungen ist, stundenlang die weiße Decke mit den Lochplatten anzustarren und auch sonst keinerlei Reize erhält; er liegt auf einer Weichlagerungsmatratze, ist stark mobilitätseingeschränkt, schwerhörig, ohne Brille, und auch Licht und Temperatur zeigen kaum Schwankungen. Was wird er tun? Irgendwann wird er vielleicht die Lochplatten an der Decke zählen; sich ärgern, dass er sich verzählt hat, und anfangen, mit sich selbst zu sprechen. Vielleicht versucht er in den kleinen Löchern der Decke ein Muster zu bilden, ein Gesicht, eine Tierform oder Buchstaben? Irgendwann wird ein kleiner, kaum merklicher Fleck sich bewegen. „War das eine Spinne? Ja – da! Sie bewegt sich." Das wird ihn beunruhigen, und möglicherweise beginnt er zu rufen.

Was passiert hier? Das Gehirn erhält keine oder nur monotone Reize, es fehlen Informationen und Erklärungen. Das Gehirn fängt an, sich selbst zu stimulieren. Je nach Typ kann sich diese Selbststimulation des Gehirns in unterschiedlicher Weise zeigen (vgl. Thomsen 1999, S. 1–14):

- **Optische Selbststimulation**
  Dermatozoenwahn (die Vorstellung von kleinen Tieren und Parasiten auf und unter der Haut)
  Illusionäre Verkennungen (Fehlwahrnehmungen)
  Halluzinationen (Wahrnehmung von Dingen, die real nicht existieren, aber als real erlebt werden)

- **Akustische Selbststimulation**
  Stimmenhören (akustische Halluzinationen)
  Ständiges Rufen (vgl. Abschn. 4.2)
  Summen
- **Motorische Selbststimulation**
  Nesteln
  Schaukelbewegungen
  Wandern

Anmerkung: Das Phänomen ständig sich wiederholender Bewegungen wird auch von Naomi Feil beschrieben und der dritten Demenzphase zugeordnet. Hier ist es aber weniger eine Selbststimulation (das evtl. auch!), sondern der Tatsache geschuldet, dass Menschen in dieser Demenzphase Gefühle nicht mehr sprachlich mitteilen können und daher sich ihre Gefühls- und Erlebenswelt darüber Ausdruck verschafft.

All diese Phänomene lassen sich eben auch bei Menschen mit Demenz als herausforderndes Verhalten beobachten. Sie sind allerdings nicht allein der wenig angepassten Umgebung geschuldet, sondern lassen sich oft auch nicht verhindern. Zwar können Reizmangelzustände Verwirrtheitssymptome triggern, aber es gilt auch immer zu würdigen, inwieweit diese im Kontext der demenzbedingten, kognitiven Retrogenese mit befeuert werden.

Ebenso wie Reizmangel kann vor dem Hintergrund einer demenziellen Erkrankung also auch Reizüberflutung genau diese Symptome provozieren. Hier gilt es – und das ist wahrlich eine Kunst! –, das richtige Mischungsverhältnis von Reizangebot und Reizbedarf im Pflegealltag zu kreieren. Pflegerische und Betreuungsangebote müssen sich also – ähnlich und umgekehrt proportional wie bei der Entwicklung von Kindern – an die Entwicklungsphasen der fortschreitenden Demenz anpassen.

> Eine wesentliche Aufgabe im Zuge der Pflege demenzkranker Menschen ist es, ein ausgewogenes Maß an Reizangeboten zu geben, das sich an der Wahrnehmungsfähigkeit, der individuellen Lebensgeschichte und den kognitiven Möglichkeiten der Person orientiert.

2.2.3 Vulnerabilität

Die interessanten Worte im Zuge der Demenzerkrankung fangen alle mit „V" an: Vulnerabilität, Verwirrtheit, Validation. Dafür braucht es Verständnis, Verantwortung und Vertrauen. „Vulnerabilität" bedeutet in der Medizin „Anfälligkeit" für eine bestimmte Erkrankung, im Allgemeinen Verletzbarkeit bzw. Verwundbarkeit. Im Gegensatz dazu steht der Begriff der „Resilienz", was so viel bedeutet wie Widerstandsfähigkeit oder auch Toleranz gegenüber Störungen.

Eine wichtige Größe im Zuge einer gelingenden Lebensführung, zum „Glücklichsein" und zur Salutogenese ist es, Resilienz auszubilden, also stark bzw. gesund zu bleiben gegenüber krank machenden Einflüssen. Wenn ein Leben für den Menschen dazu führt, dass er sich gesund fühlt und auch schweren Herausforderungen gewachsen ist, weil insbesondere die Erziehung gelungen ist, dann sehen wir in der Regel einen resilienten Menschen. Diese Fähigkeit, Krisen zu bewältigen und durch Rückgriff auf gelernte und sozial vermittelte Ressourcen als Anlass für persönliche Entwicklung zu nutzen, ist sicherlich der Grundpfeiler psychischer Gesundheit.

Mit zunehmendem Alter verliert der Mensch ganz allgemein an körperlicher Stärke. Zwar entwickelt er zunächst auch vermehrt psychische Bewältigungsstrategien, z. B. in Form von vermehrter Gelassenheit, aber die körperlichen Abbauprozesse sind unumkehrbar. Dies wird ihm mehr und mehr und – schmerzlich – bewusst. Er kann sich gleichwohl anpassen und meist gut zurechtkommen. Allerdings können die körperlichen Veränderungen unter bestimmten Bedingungen zum Mitverursacher von psychischer Erkrankung werden. Der alte Mensch wird einfach zunehmend anfälliger dafür. Er ist allgemein verwundbarer, verletzbarer und anfälliger für Verwirrtheit.

Um den Wirkmechanismus für die Entstehung gerontopsychiatrischer Problemdiagnosen ein Stück weit erklären zu können, müssen wir hier die Rolle der 3 Einflussgrößen betrachten:

1. zunehmende Anfälligkeit infolge physiologischer Altersveränderungen (Vulnerabilität),
2. Maß der Störquellen und potenziell krank machenden Einflüsse (Disstress, Reizüberflutung),
3. Koffer der zur Verfügung stehenden Bewältigungsmöglichkeiten (Coping).

▶ Eine gute Resilienz kann die Anfälligkeit für Verwirrtheit im Zuge einer Demenzerkrankung durchaus reduzieren. Aber mit zunehmendem Alter und Multimorbidität nimmt die Vulnerabilität zu.

2.2.4 Herausforderndes Verhalten

Pflegerische Arbeit bedeutet zunächst immer, dass die Beziehung asymmetrisch ist. Die Gestaltung einer gewinnbringenden oder gelingenden Beziehung bildet dabei den professionellen Kern. Wenn aber Pflege im Wesentlichen Beziehungsarbeit ist, muss sie sich von Laienpflege in der Art ihrer Gestaltung und in einem steten Bemühen um Reflexion unterscheiden. Den Anteil, den die Pflegeperson mit einbringt, den Charakter, die Interpretationen, das Wahrnehmen der eigenen Gefühle, die Haltung und das Erleben sind dem Profi ein Bewusstes, an dem er sich stets abarbeitet.

Ein sehr typische Szene wird in einem Dokumentarfilm von Marion Kainz (https://www.youtube.com/watch?v=vKUY4mounhc, abgerufen am 04.01.2019) gezeigt. Die desorientierte Frau spricht davon, dass sie nach Hause möchte. Im Sinne des Kommunikationsmodells wird diese Aussage von den an der Betreuung und Pflege beteiligten Personen vorrangig auf der Sachebene verstanden und bearbeitet. Im Sinne eines (falsch verstandenen Orientierungstrainings) erwidern die Gesprächspartner immer wieder, dass sie doch **jetzt hier zu Hause sei** und auch schon eine Zeit lang hier wohne.

Nun sind in einer Botschaft immer 4 Möglichkeiten oder Seiten zu entdecken (vgl. Schulz von Thun 1981):

- Sachebene,
- Appellebene,
- Beziehungsebene,
- Selbstoffenbarungsebene.

Wir neigen im Pflegebetrieb häufig dazu, vorrangig mit dem Sach- oder Appellohr zu hören, übersehen dabei aber oft den Beziehungs- oder Selbstoffenbarungsaspekt. Nun bringt die desorientierte Frau ja nicht vornehmlich eine sachliche Aussage zu Ohr, sondern sie offenbart hier, wie sie sich fühlt! Sie **fühlt** sich nicht heimisch, weil alles fremd erscheint, wie die Vertrautheit mit dem noch gut im Langzeitgedächtnis verankerten Wissen sich zunehmend ebenfalls dem Zugriff entzieht. Anstatt also die Botschaft „Ich will nach Hause" allein auf der Sachebene anzunehmen und zu beantworten, versäumen die Mitarbeiter es, den Blick auf das Gefühl der Bewohnerin des Altenheims zu lenken.

Vielleicht würde es ja schon reichen, wenn man ihr zurückmeldete: „Sie fühlen sich hier gar nicht zu Hause, nicht wahr?" Es würde ihr zumindest ein wenig Verständnis für ihre Situation signalisieren, sie könnte nun vielleicht weiter beschreiben, was so befremdlich ist. Die Pflegekraft würde ihr dabei weiter folgen und irgendwann im weiteren Gespräch eine Abzweigung finden. „Wer demente Menschen betreut, muss somit wissen, dass in der Kommunikation mit ihnen die Sachebene eher in den Hintergrund tritt, und die Fähigkeit üben, die Selbstoffenbarung des Gegenübers besser wahrzunehmen. Die Beziehung kann dann für beide leichter gelingen und als unangemessene Forderungen gehörte Appelle könnten durch dieses Verständnis relativiert werden" (Gröning 2012, S. 64).

Sehr oft bedeutet die „kommunikative Arbeit" mit Menschen mit Demenz also Gefühlsarbeit; es geht fast immer um Fühlen und Erleben im Hier und Jetzt. Anhand dieses durch Fortbildungen bekannten Kommunikationsmodells von Schulz von Thun lässt sich meines Erachtens sehr gut mit den Pflegenden der Kern eines Umgangsverständnisses mit Menschen mit Demenz erarbeiten.

Der Pflegefachmann ist dann sozusagen professioneller **Gefühlsarbeiter,** und zwar bezogen auf sich selbst, denn er muss auch seine eigenen Gefühle in der jeweiligen Situation wahrnehmen können als auch in Bezug auf die Gefühle und Äußerungen des Gepflegten. Hier ist Pflege eine Begegnung von Subjekten. Der Kontakt ist dann im Gelingen gleichwertig. Wenn er misslingt, muss Verständnis geübt, nach Verständigung gestrebt werden – ein steter Prozess der Annäherung an Beweggründe und ein Weg nach der Lösungssuche. Damit der Kontakt als gleichwertig gelingen kann, braucht es stets Aufmerksamkeit z. B. durch Reflexion. Da haben Sympathie und Antipathie Berechtigung, aber wirklich gefragt ist neben notwendiger Empathie die kritische Reflexion.

Gibt es ein gemeinsames Ziel in der Beziehung, weil ein Problem oder ein Bedarf gleich definiert ist und als Lösungsaufgabe verstanden wird, fällt Beziehungsarbeit leichter, und sie ist kongruent. Dies ist leider nicht immer der Fall. Einem Patienten, der das Problem nicht sieht, wird man nie gleichwertig begegnen können. Entweder ist ein Aushandlungsprozess erfolgreich, oder die Begegnung gerät zur Machtdemonstration. Solange Pflegende allein die Ausführorgane von ärztlichen Anordnungen sind, betreiben sie keine Pflege, sondern bleiben erst mal Appendix der Medizin oder Therapie. Der Patient wird zum Objekt der Pflege. Dies kann manchmal notwendig oder unumgänglich sein! Es ist aber nicht Kernaufgabe von professioneller Pflege. Pflegende sind keine Therapeuten. Sie sind vielmehr Therapiehelfer. Sie unterstützen Therapeuten und Ärzte, aber zuvörderst helfen sie, die natürlichen Selbstheilungskräfte von kranken Menschen zur Entfaltung kommen zu lassen. Sie sind eben nicht ehrenamtliche oder private, sondern professionelle Alltagsbegleiter.

Was nicht als Ressource oder als Potenzial vorhanden ist, kann aber nicht gefördert werden. Und an dieser Stelle zeigen sich die erfahrenen Pflegekräfte, die dafür Talent und den Blick haben und entscheiden können, ob pflegerische Arbeit eine Kompensation (Hilfe) darstellt oder Potenziale nutzt. Dabei zielt Pflege im Gegensatz zur Therapie nicht primär darauf, dass Ziele (Zwecke) erreicht werden oder dass der Gepflegte die Regeln und die Normen erfüllt oder einhält. Entscheidend ist zuvörderst die Frage, ob dem Gepflegten das Erreichen der Ziele überhaupt möglich ist – eine Frage, die sich in der Pflege chronisch Kranker sehr häufig stellt. Und das Gespür und die Wahrnehmung dafür, ob sich diese Problematik stellt, machen den Pflegefachmann aus. Säuglinge, kleine Kinder und Menschen mit Demenz sind schlichtweg unfähig, die Patientenrolle zu spielen.

Der professionell Pflegende weiß in der Situation, wie er handeln muss, ob der Gepflegte im Hier und Jetzt das kann, was prinzipiell erreichbar ist, was wünschenswert ist, was der Norm entspricht. Der Pflegende muss ständig neu entscheiden, und seine Entscheidung beruht auf der Wahrnehmung und der Deutung von Verhalten des Gepflegten. Er prüft immer wieder, ob sein Handeln dem Gepflegten **recht und billig** ist, ob er ihm gerecht werden kann. Er weiß aber auch, wann und ob er selbst Rat oder Hilfe braucht.

▶   Professionelle Pflege chronisch kranker und dementer Menschen unterscheidet sich v. a. darin, dass die Art und Weise der Begleitung spezielles Wissen und Können erfordert. Die Beziehungsgestaltung dient weniger therapeutischen Ambitionen als dem Wohlbefinden der Person.

2.3 Demenzformen

Ich möchte für den Teil des Buches, in dem die Fallgeschichten erzählt werden, ein paar Felder abstecken, innerhalb deren Grenzen ein Bezugsrahmen für die Verstehensbemühungen der Pflegeteams wegweisend oder zumindest hilfreich sein können. Vor all dem steht natürlich die Kenntnis und Berücksichtigung der Demenzdiagnose. Demenz ist nicht gleich Demenz. Es gibt über 50 verschiedene Unterformen. Meistens handelt es sich um eine Alzheimer-Demenz (ca. 55 % aller Demenzen) oder um eine vaskuläre Form (ca. 15 %). Insbesondere die frontotemporale Demenz (FTP) und die Lewy-Körperchen-Demenz (LWK) bedürfen meines Erachtens einer genaueren Beachtung, da hier auch im Hinblick auf Medikation und Therapie sich besondere Herausforderungen für das interdisziplinäre Team ergeben.

2.3.1 Morbus Alzheimer

Die Alzheimer-Demenz ist vermeintlich die mit etwa 55 % am häufigsten auftretende Demenzform. Lediglich etwa 2 % der Alzheimer-Demenzen sind klar genbedingt. Die entsprechenden Gene wurden bereits eindeutig identifiziert. Tragisch an dieser speziellen Form ist, dass sie autosomal-dominant vererbt wird und relativ früh zwischen dem 30. und dem 55. Lebensjahr (präsenile Demenz) zum Ausbruch kommen kann und dann einen rasch progredienten Verlauf nimmt. Wenn ein Elternteil Genträger ist, werden die Kinder mit einer Wahrscheinlichkeit von 50 % ebenfalls das Gen erhalten. Hierzu sei auf das Buch von Lisa Genova „Mein Leben ohne Gestern" (vgl. Genova 2009) verwiesen, in dem der Verlauf eindrucksvoll geschildert wird. Das Buch wurde im Übrigen auch verfilmt unter dem Titel „Still Alice". Bei der präsenilen Demenz ist eine rasche und eindeutige Diagnostik deswegen besonders angezeigt, um den Betroffenen und ihren Angehörigen eine Entscheidung im Hinblick auf die eigene Nachwuchsplanung zu ermöglichen.

Es zeigt sich eine Schrumpfung der Großhirnrinde, sodass die Bereiche, die am Denken, Planen und Erinnern beteiligt sind, geschädigt werden. Im Hippocampus, dem Bereich der Großhirnrinde, der bei der Bildung neuer Erinnerungen eine wichtige Rolle spielt, ist die Schrumpfung besonders ausgeprägt, und die Ventrikel vergrößern sich. (Ich verzichte hier auf die detaillierte Beschreibung der gehirnphysiologischen Veränderungsprozesse, [Stichworte: Tau-Protein, Beta-Amyloid-Plaques etc.], da sie aus meiner Sicht keine Relevanz haben im Hinblick auf die Zielsetzung dieses Buches).

Die Alzheimer-Demenz verläuft sehr (extrem) schleichend, und die Betroffenen zeigen v. a. Störungen des Kurzzeitgedächtnisses, der Merkfähigkeit und eine allgemein zunehmende Desorientierung. Oft geht eine gewisse Depressivität besonders im Anfangsstadium mit dem Krankheitsverlauf einher. Ferner zeigen die Betroffenen eine zunehmende Unfähigkeit, logisch zu denken bzw. in komplexen Zusammenhängen zu denken und zu kombinieren. Im weiteren Verlauf zeigen sich deutliche Verluste der Sprachkompetenz und Persönlichkeitsveränderungen und im fortgeschrittenen Verlauf schließlich ein dann oft nicht ungefährlicher Verlust der Alltagskompetenz.

Bemerkenswert ist die Inkubationszeit von 15 bis 30 Jahren, die auch als vorklinische Phase bezeichnet werden kann. Der Degenerationsprozess des Gehirns kann lange aufgrund der Plastizität des Gehirns kompensiert werden, bis sich schließlich dem Umfeld – und dem Betroffenen selbst! – deutliche Symptome zeigen.

Die Krankheitsdauer (bis zum Versterben) hängt im Wesentlichen von den Begleiterkrankungen und dem Alter ab. Bei einem 80- bis 85-Jährigen kann in der Regel von einer Dauer von etwa 4 bis 5 Jahren ausgegangen werden.

In der Regel zeigt sich bei Fortschreiten der Erkrankung ein typischer Phasenverlauf, wie er von Naomi Feil und Cora Van der Kooij eindrucksvoll beschrieben wurde (s. Kap. 3).

▶ Bei früh eintretender Demenz sollte eine konsequente Diagnostik erfolgen. Der Verlauf ist sehr schleichend und beinhaltet eine sehr lange vorklinische Phase. Eine Heilung ist (noch) nicht möglich.

2.3.2 Vaskuläre Demenzen

Die Symptomatik und Verlauf der eher selteneren, vaskulären Demenzen unterscheiden sich etwas vom Verlauf der Alzheimer-Demenz. Allerdings sind auch Mischformen möglich. Die Ursachen für diese Form der Demenzerkrankung liegen darin, dass die Sauerstoffversorgung des Gehirns gestört ist oder Einblutungen Gehirngewebe zerstören. Meistens handelt es sich um viele kleine Schlaganfälle, deren Auswirkungen kaum oder gar nicht bemerkt werden. Man spricht in dem Fall auch von Multiinfarktdemenz. Leider spüren die Betroffenen davon in der Regel nichts, da das Gehirn selbst keine Schmerzwahrnehmung hat. Auffällig ist v. a. im Gegensatz zum Alzheimer, dass die Erkrankung eher schubweise verläuft; also auch eher plötzlich beginnt, d. h. aber auch, dass es nach einer für alle merklichen Verschlechterung längere Phasen der kognitiven Stabilität geben kann.

Auffällig ist eine allgemeine Verlangsamung mit deutlichen Denk- und Konzentrationsschwierigkeiten und Stimmungsschwankungen. Hauptrisikofaktor ist ein zu hoher Blutdruck. (Sie ist scheinbar die Demenzform, gegen deren Verursacher der einzelne durch Lebensführung am meisten bewusst tun kann).

▶ Eine gesunde Lebensführung mit ausreichend Bewegung, Gewichtskontrolle und ausgewogener Ernährung und ein gut eingestellter Blutdruck können die Wahrscheinlichkeit für eine Erkrankung an dieser Form der Demenz minimieren.

2.3.3 Frontotemporale Demenz

Schwierigkeiten im Zusammenleben gibt es in besonderer Weise und Häufigkeit oft mit den frontotemporalen Demenzen. Hier sind zumindest zu Beginn weniger das Gedächtnis und die Alltagskompetenz betroffen. Diese Form der Demenz (etwas mehr als 5 % der Demenzen) zeigt 2 Prägnanztypen. Bei der einen, eher selteneren, ist recht früh v. a. die sprachliche Kompetenz beeinträchtigt; logischerweise weil im Temporallappen die Sprachzentren verankert sind.

Im Temporallappen fanden in den 1990er-Jahren die Neurobiologen zudem die sog. Spiegelneurone als mögliche Garanten für die Fähigkeit zur Empathie (vgl. dazu auch: Bauer 2006). Daher kann man bei dieser Form der Demenz bei den Betroffenen beobachten, dass sie hinsichtlich Einfühlungsvermögen und/oder späterer Einsicht bezüglich ihres scheinbar gefühlsarmen oder -kalten Verhaltens deutliche Defizite aufweisen. Stark betroffen ist in der Regel aber die Fähigkeit, die Impulse und Gefühle unter Kontrolle zu behalten. Diese „Patienten" zeigen dann neben einer recht auffälligen Veränderung ihrer Persönlichkeit oft ungezügeltes Verhalten in unterschiedlicher, mithin sexueller Ausprägungsform. Das sind solche, in dem Fall männlichen, Bewohner im Altenheim, die dann nicht davon ablassen können, bei der Grundpflege durch eine Pflegerin schon mal in den Schritt oder an den Busen zu fassen.

Wenn solch ein Verhalten stark ausgeprägt ist, sind solche Bewohner in „normalen" Einrichtungen auch oft nicht gut zu führen und bieten Anlass für Beschwerden von anderen Bewohnern oder Angehörigen (vgl. Abschn. 3.1).

> ▶ Bei frontotemporaler Demenz werden die Angehörigen und das Umfeld in besonderer Weise herausgefordert, da diese Erkrankung relativ früh einsetzt und die Betroffenen starke Veränderungen der Persönlichkeit zeigen können. Nicht selten zeigen sich starke Probleme hinsichtlich Sprachkompetenz und Empathievermögen der Betroffenen.

2.3.4 Lewy-Körperchen-Demenz

Bei der **Lewy-Körperchen-Demenz,** die gern auch mal mit einer Demenz bei Parkinson verwechselt wird, handelt es sich mit ungefähr 15–20 % um eine nicht seltene Demenzform, die leider nicht immer diagnostiziert wird. Diese Bewohner zeigen v. a. im Anfangsstadium optische Halluzinationen, sehen etwa vertraute Menschen doppelt. Dies kann sie sehr beunruhigen und sich dann in herausforderndem Verhalten manifestieren. Außerdem ist der Verlauf bei dieser Form sehr verschieden; es gibt unauffällige Phasen, in denen es ihnen besser geht, und dann wieder deutliche Verschlechterungen hinsichtlich Gedächtnis, Orientierung und Kognition. Auch Tagesschwankungen sind sehr typisch. Im weiteren Verlauf kommt es zu deutlichen Phänomenen, wie sie ein Parkinson-Erkrankter auch zeigt;

also Rigor (Steifigkeit), Bradykinese (verminderte Bewegungsflüssigkeit, absehbar an der Mimik und leiser Sprache), Tremor (Zittern in Ruhe) und posturale Instabilität (Standunsicherheit) sowie vegetative Störungen wie Schwitzen oder Speichelfluss.

Nun ist die klassische Reaktion bei Ärzten, wenn ihnen „Halluzinationen" geschildert werden, dass sie zu einer bestimmten Medikamentengruppe greifen, den sog. Neuroleptika. Insbesondere die klassischen und/oder hochpotenten Neuroleptika haben aber die negative Eigenschaft, dass sie nicht nur die Sterblichkeit erhöhen, sondern dass sie sehr unangenehme Nebenwirkungen zeigen können, die die Fachleute auch Parkinsonoid nennen. Es kommt also zu den Folgeproblemen, die die Symptomatik der Grunderkrankung schon mitbringt und befeuern so das Krankheitsbild – oft massiv. Eine Verordnung von Neuroleptika bei alten Menschen gehört aus meiner Sicht daher unbedingt in Hände eines Fachmannes bzw. eines Neurologen oder Gerontopsychiaters. Dies alles sollten examinierte Pflegefachkräfte wissen, damit sie den Pflege- und Therapieprozess günstig beeinflussen können. Etwa jeder fünfte bis sechste Mensch mit Demenz hat vermutlich eine Lewy-Körperchen-Demenz. Leider wird diese Form der Demenz aber relativ selten erkannt. Insofern kommt der genauen Krankenbeobachtung der Fachkräfte hier eine besondere Bedeutung zu.

> ▶ Die Lewy-Körperchen-Demenz ist schwer zu diagnostizieren und wird gern mit Demenz bei Parkinson verwechselt. Auf Neuroleptika sollte auch bei scheinbar psychotischer Symptomatik nach Möglichkeit verzichtet werden.

2.4   Pseudodemenzen

Nicht jede kognitive Schwäche mit progredienter Tendenz ist eine Demenz. Manchmal ist sie therapierbar, weil eine behandelbare, körperlich bedingte Ursache gefunden werden kann. Beispiele sind Normaldruckhydrozephalus, Vitaminmangel oder Schilddrüsenunterfunktion. In diesem Zusammenhang spielt die Arzthilfsassistenz von Pflegefachkräften eine wichtige Rolle. Vor allem bei relativ plötzlich oder rasch eintretenden Veränderungen von Verhalten und Persönlichkeit sollten die körperlichen Auslöser für die Kognitionsdefizite möglichst rasch identifiziert werden.

Ein anderes Mal haben wir es zu tun mit Erkrankungen, die ähnliche Symptome wie eine (beginnende) Demenz zeigen können. Bei eindeutig progredienten Demenzerkrankungen wie Morbus Alzheimer oder anderen irreversiblen Formen steht dabei weniger die therapeutische Behandlung der kognitiven oder affektiven Störungen durch Medikamente oder Behandlungskonzepte im Vordergrund als vielmehr die adäquate, professionelle Begleitung beim Voranschreiten der Erkrankung. Für die Pflegefachkräfte ist es daher wichtig, die Unterschiede zu erkennen und zu dokumentieren, sodass die entsprechenden Konsequenzen gezogen und Prioritäten in Kooperation mit Ärzten und Therapeuten gesetzt werden können.

▶ Nicht jede Demenz(symptomatik) ist irreversibel. Daher sind eine gute Beobachtung und Diagnostik wichtig.

2.4.1 Hörminderung

Bei einigen alten Menschen, deren Hörvermögen altersphysiologisch oder krankheitsbedingt stark eingeschränkt ist, zeigen sich gerne Verhaltensformen, die zunächst an eine Demenz denken lassen, aber deren Verhalten nicht einer Demenzform geschuldet ist; wir sprechen von der hörminderungsbedingten Pseudodemenz.

In Watzlawicks Geschichte vom Hammer haben wir ein wundervolles Beispiel eines Mannes, der seine subjektiven Wahrnehmungen und die entsprechenden Deutungen nicht in der (Meta-)Kommunikation durch Nachfragen oder durch andere Sprachspiele überprüft und daher also am Ende die befremdliche (verrückte) Reaktion zeigt (vgl. Watzlawick 1983) Ähnliche Folgen kann es haben, wenn Menschen die Signale ihrer Umwelt nur schwer oder gar nicht erkennen können, sodass sie diese Signale immer wieder neu deuten oder fehlende Bruchstücke des Wahrgenommenen mit eigenem Deutungsmaterial füllen müssen.

Im pflegerischen Alltag ist immer wieder zu beobachten, dass die Verständigung mit alten Menschen im Pflegeheim oder im Rahmen ambulanter Pflege geprägt wird von vielen Missverständnissen und herausforderndem Verhalten der Gepflegten. Die erschwerten Verständigungsprozesse belasten beide Seiten gleichermaßen. Leider kann in der konkreten Pflegesituation nicht immer unterschieden werden, ob das Verhalten der Gepflegten darauf zurückzuführen ist, dass Botschaften nicht gehört oder aber nicht verstanden werden. Hier ist eine weiterführende Diagnostik unumgänglich. Erste Aufschlüsse kann ein kognitiver Leistungstest wie der Mini-Mental-Status geben. Im Zweifel- oder Verdachtsfall sollte immer eine fachärztliche Untersuchung durch einen Hals-Nasen-Ohren-Spezialisten erfolgen. Das Entfernen eines Ohrpfropfes oder die Anlage eines Hörgerätes kann ggf. Abhilfe schaffen.

Die Folgesymptome stark ausgeprägter Schwerhörigkeit und einer Demenz sind oft sehr ähnlich:

- Depression,
- Misstrauen,
- Rückzug,
- Aggressivität,
- Desorientierung,
- Ungeduld.

Die Reaktionen der hörgeschädigten Personen sind gut nachvollziehbar. Sie erleben immer wieder das „Lästigwerden" und die (vermeintliche) Ungeduld der Umgebung, möchten ihrerseits nicht lästig fallen und ziehen sich zurück. Sie verringern ihre sozialen Kontakte und meiden kommunikative Herausforderungen. Damit forcieren sie den allgemeinen Reizentzug, der dann nicht beschränkt bleibt aufs Hören und die Häufigkeit sozialer Beziehungen, sondern auch den kognitiven Bereich betrifft. Hier kann ein Teufelskreis entstehen. Manchmal spricht man dann von einem sog. „Kontaktmangelparanoid". Nicht selten entwickeln die Betroffenen aufgrund vielfältiger frustrierender Erfahrungen im kommunikativen Umgang Symptome einer Depression.

Im Rahmen dieses Teufelskreises kommt es immer wieder vor, dass sich die betroffenen Menschen in ihrer Persönlichkeit verändern. Der anfängliche Rückzug wird meist begleitet von Misstrauen und Vorwürfen an die Bezugspersonen. Wenn sich die sozialen Kontakte noch weiter verringern und kognitive Herausforderungen fehlen, wird das Gehirn gewissermaßen unterfordert, und es beginnt, selbst irgendwie aktiv zu werden.

Eine normale Funktion unserer Denkleistungen ist es, Wahrgenommenem und Erlebtem Bedeutung und Sinn zu geben. Nur so wird alles schlüssig und erhält einen sicheren Rahmen. Bei fragmentiert oder bruchstückhaft Wahrgenommenem oder Erlebtem aber neigt unser Denken dazu, die vorhandenen Lücken und Unklarheiten zu füllen. Dabei wird es aber mit zunehmender Dauer immer schwieriger, die Lücken mit den passenden Versatzstücken zu versehen, v. a. wenn Misstrauen oder Mangel an Erfahrung diese Versatzstücke korrumpieren. In Extremfällen stimuliert das Gehirn sich selbst mit nicht erfahrungs- oder wissensbasierten Inhalten. Am Ende können Wahnvorstellungen oder -ideen überhandnehmen. Wir sprechen dann gerne von Verwirrtheit, von einem Kontaktmangelparanoid oder – besonders wenn noch weitere Entzüge hinzukommen – von Delir.

Es ist daher sehr wichtig, wenn man solche Entwicklungen verhindern will, dass neben der richtigen Diagnosestellung (Demenz, Schwerhörigkeit, Depression) und der entsprechenden medizinischen Therapie (Hörgerät, Medikamente) die pflegerische Beziehungsgestaltung angemessen ist. Hierzu zählen:

- angemessene Kommunikation,
- ausreichende Reizangebote,
- passende Umgebungsgestaltung,
- Erhalt möglichst vieler und regelmäßiger Sozialkontakte.

Man kann in den hier beschriebenen Fällen auch von der sog. hörminderungsbedingten Pseudodemenz sprechen. Zwar nehmen kognitive Defizite zu, aber bei angemessener Gegensteuerung sind die Auswirkungen umkehrbar. Es handelt sich also nicht um eine Demenz.

> Menschen mit Einschränkungen der Hörfähigkeit sind besonders anfällig für Verwirrtheit und Demenz. Eine gute Verbesserung von Hörfähigkeit durch Therapie und/oder die Verbesserung der Kommunikation können hier präventiv wirken.

2.4.2 „Mild cognitive impairment" (MCI)

Gelegentlich wird im Zuge eines Demenzscreenings ein Testwert beim Mini-Mental-Test (meist im Bereich von 24 bis 28 Punkten) erhoben, der auf den ersten Blick auf eine beginnende Demenz schließen lassen könnte. Den entsprechenden Befund mit dieser Abkürzung finden Pflegekräfte dann gelegentlich im Arztbericht.

Allerdings erfüllen viele Patienten, die sich als kognitiv schleichend beeinträchtigt erleben oder so von anderen wahrgenommen werden, nicht die Kriterien einer Demenz. Trotzdem lassen sich bei diesen Personen unter Umständen Veränderungen in der kognitiven Leistungsfähigkeit nachweisen.

Die Differenzialdiagnose des MCIs ist von besonderer Bedeutung, weil die Konversionsrate zur Demenz hoch ist und Personen mit MCI evtl. besser zu behandeln sind als Alzheimer-Patienten. Das Syndrom der leichten kognitiven Störung als Prodromal- oder Risikosyndrom einer Demenz ist geprägt durch subjektive und objektivierbare kognitive Einbußen bei erhaltener Alltagskompetenz.

Das heißt, dass nur in seltenen Fällen sich aus einer MCI tatsächlich eine Alzheimer-Erkrankung entwickelt.

Oft handelt es sich um Menschen, die schon im Lebenslauf eher geringere intellektuelle Leistungsfähigkeiten zeitigten. Gleichwohl gilt bei der „Diagnose" eine besondere Aufmerksamkeit, da es sich nicht oder noch nicht um eine Demenzerkrankung handeln muss, gleichzeitig andere Risikofaktoren für Progredienz der kognitiven Defizite ausgeschlossen werden oder behandelt werden sollten, da im letzteren Fall eine erreichbare und schließlich verbesserte Kognition die Lebensqualität verbessert und die Alltagskompetenzen weiter erhalten werden können. Das entscheidende Kriterium für die Diagnosestellung bleibt der Erhalt der Alltagskompetenz trotz kognitiver Schwäche.

Im Alltag des Pflegeheims profitieren diese Bewohnerinnen besonders von Orientierungshilfen, Tagesstruktur und Teilhabe an Alltagsaktivitäten im Bereich Körperpflege und Haushaltsführung.

> Nicht jede kognitive Schwäche hat eine progrediente Demenzerkrankung zur Folge.

2.4.3 Depression

„In den letzten Monaten habe ich durch die Lektüre einschlägiger Publikationen erkannt, an der ausweglosen Krankheit A. zu erkranken. … Der Verlust der geistigen Kontrolle über mein Leben, wäre ein würdeloser Zustand, dem ich mich entschlossen habe, entschieden entgegenzutreten" (http://www.faz.net/aktuell/gesellschaft/menschen/wortlaut-der-abschiedsbrief-von-gunter-sachs-1637779.html, abgerufen am 15.10.2018). So schreibt Gunter Sachs in seinem Abschiedsbrief. Sein Selbstmord war also möglicherweise ein fataler Fehler, denn hätte man bei ihm tatsächlich eine Depression diagnostiziert, die ebensolche Symptome zeitigen kann wie „A"., dann wäre ihm vielleicht zu helfen gewesen (vgl. Thomsen 2012, S. 157–159).

Nun ist gerade in der Anfangsphase einer Demenzerkrankung eine Verschlechterung der Stimmung eher die Regel als die Ausnahme. Möglicherweise kennen oder ahnen die Betroffenen ihre Diagnose. In jedem Fall aber merken sie, dass etwas nicht stimmt. Noch bemerken sie ihre schwindende Leistungsfähigkeit oder werden auf Fehler hingewiesen. Das steigert nicht das Wohlbefinden. Sie ziehen sich zurück, geraten vielleicht ins Grübeln, werden misstrauisch und versuchen alles Mögliche, um ihre vermeintlichen Defizite zu kaschieren. Das kostet Energie, verursacht Stress. Nicht selten ist eine Demenz – gerade im Anfangsstadium – mit Depression gepaart. Letztere ist behandelbar, möglichweise heilbar, die Erstere eher nicht.

Bis zu 45 % der älteren Menschen zeigen depressive Störungen. Davon wird kaum die Hälfte der Fälle erkannt. Aber der Heilungsverlauf organischer Erkrankungen kann bei einer Depression nachhaltig gestört oder verzögert werden. Manchmal wird der Weg in eine Pflegebedürftigkeit gebahnt. Am tragischsten ist es aber, dass depressive Erkrankungen eine Demenz (Pseudodemenz) vortäuschen können oder eine bereits bestehende Demenzerkrankung im Erscheinungsbild verschlimmern oder gar im Verlauf beschleunigen können.

Daher ist es für Pflegende wichtig, in Zusammenarbeit mit dem Arzt genau zu beobachten und bei einer passenden Diagnosestellung zu unterstützen. Denn manchmal handelt es sich ausschließlich um eine Depression, die andere Behandlungskonsequenzen hinsichtlich Medikation und Therapiestrategie erfordert. In diesem Zusammenhang bietet sich die Geriatrische Depressionsskala (GDS) als Assessmentverfahren an, das durchaus in Zusammenarbeit mit dem Facharzt auch von Fachpflegekräften gehandhabt werden könnte.

Die Interpretation des Testergebnisses ist relativ einfach. Bei einer Punktwertzahl von mehr als 6 Punkten ist das Vorliegen einer Depression sehr wahrscheinlich und eine weitere Diagnostik geboten. Bei weniger als 6 Punkten ist eine Depression zwar nicht ganz ausgeschlossen, aber eher unwahrscheinlich, und im Zweifel ist der Test zu einem späteren Zeitpunkt zu wiederholen. Bei dem einfachen Test handelt es sich um 15 einfache Fragen zum Erleben des Patienten innerhalb der letzten Woche. Allerdings sollte der Test dem Mini-Mental-Test (MMST) folgen, da bei starken kognitiven Einschränkungen die GDS nur bedingt verwertbar ist (siehe auch: http://www.doccheck.com/de/document/4660-geriatrische-depressionsskala-gds, abgerufen am 01.10.2018).

Hier die **Testfragen,** die entweder mit ja oder mit nein zu beantworten sind:

1. Sind Sie grundsätzlich mit Ihrem Leben zufrieden?
2. Haben Sie viele Ihrer Aktivitäten und Interessen aufgegeben?
3. Haben Sie das Gefühl, Ihr Leben sei ausgefüllt?
4. Ist Ihnen oft langweilig?
5. Sind Sie die meiste Zeit guter Laune?
6. Haben Sie Angst, dass Ihnen etwas Schlimmes zustoßen wird?
7. Fühlen Sie sich die meiste Zeit glücklich?
8. Fühlen Sie sich oft hilflos?
9. Bleiben Sie lieber zu Hause, anstatt auszugehen und Neues zu unternehmen?
10. Glauben Sie, mehr Probleme mit dem Gedächtnis zu haben als die meisten anderen?
11. Finden Sie, es sei schön, jetzt zu leben?
12. Kommen Sie sich in Ihrem jetzigen Zustand ziemlich wertlos vor?
13. Fühlen Sie sich voller Energie?
14. Finden Sie, dass Ihre Situation hoffnungslos ist?
15. Glauben Sie, dass es den meisten Leuten besser geht als Ihnen?

Für die Fragen 1, 5, 7, 11, 13 gibt es für die Antwort „nein", für die übrigen Fragen für die Antwort „ja" jeweils einen Punkt.

> An Demenz erkrankte Menschen zeigen besonders im Anfangsstadium deutliche Stimmungsschwankungen oder Depressivität, aber umgekehrt zeigen Depressionskranke oft ähnliche Symptome wie bei einer (beginnenden) Demenz. Eine eingehende Differenzialdiagnostik ist daher angezeigt.

2.5 Die Nonnenstudie oder Demenzbremsen

Als der Arzt David Snowdon 1986 bei 678 katholischen Nonnen im Alter von 75 bis 106 Jahren Gedächtnis- und Intelligenztests durchführte und von vielen von ihnen die Erlaubnis erhielt, nach ihrem Ableben ihr Gehirn untersuchen zu dürfen, zeigten sich eben bei einigen dieser Gehirnbefunde Bilder wie bei Alzheimer-Patienten. Unabhängig von den pathologischen Gehirnbefunden (multiple Alzheimer-Plaques) hatte er aber zu Lebzeiten bei den betroffenen Personen wiederholt Beweise für eine passable intellektuelle Leistungsfähigkeit erheben können. Sie waren geistig rege und zeigten keine Einschränkungen der Alltagskompetenzen. Diese sog. „Nonnenstudie" widerlegte scheinbar die These, dass Gehirnabbauprozesse allein für die **Ausprägung** einer Demenzerkrankung verantwortlich gemacht werden können.

Scheinbar gibt es Erklärungsmodelle dafür, dass es trotz gehirnpathologischer Befunde so etwas gibt, was ich **„Demenzbremsen"** nennen würde. Die Forscher sahen zunächst einmal insbesondere in der Homogenität der Lebensführung und Ernährung der Nonnen einen klaren Hinweis. Ferner scheinen auch andere Faktoren eine nicht unbedeutende Rolle zu spielen. So stellt v. a. der Neurobiologe Gerald Hüther das bisherige Theoriegebäude zur Demenz infrage. Demnach ist aufgrund der Plastizität des Gehirns und durch einen guten Lebensstil das Organ lebenslang form- und regenerierbar.

Hüther betont hier v. a. das Kohärenzgefühl, ein Gefühl, das durch positive Lebenserfahrungen gewonnen wird. Danach ist das Gefühl, in einer Welt zu leben, die versteh-, gestaltbar sowie sinnvoll erscheint und in der Konflikte aus eigener Kraft bewältigt werden können, der Motor, die Selbstheilungskräfte unseres Gehirns zu befeuern. So gesehen kann ein gelingendes Leben physiologische Abbauprozesse durchaus – zumindest ein Stück weit – kompensieren.

Und wenn wir uns die Lebenswelt der Nonnen anschauen, dann können wir daraus auch Schlüsse ziehen, inwieweit eine Lebenswelt gestaltet werden sollte, in der der gehirnorganische Abbauprozess – zumindest – weniger Auswirkungen im Hinblick auf die Symptomatik der Demenzerkrankung haben kann. Erlauben Sie mir an dieser Stelle eine – durchaus an Gerald Hüther anknüpfende – Interpretation.

Natürlich spielen Resilienz, Lebenswandel und genetische Mitbringsel eine nicht unerhebliche Rolle. So kann gerade eine gute Einstellung des Blutdrucks nicht unerheblich präventiv wirken. Aber darüber hinaus zeichnet das Leben von Nonnen v. a. aus, dass sie im Leben einen Halt durch einen festen Glauben gefunden haben. Die Stimmigkeit und Sinnhaftigkeit (Kohärenz) des eigenen Lebens scheint also eine stressreduzierende, positive Wirkung zu haben.

Ferner bietet das Leben als Nonne eine klare Tagesstruktur und wirkt dadurch entlastend. Im Zuge dieser Tagesstruktur ist die getaktete und ausgewogene Ernährung ein weiterer Garant für die Salutogenese. Verglichen mit anderen Menschengruppen kann das Leben als Nonne in diesem Gesamtkontext als relativ stressfrei angesehen werden. Der Verzicht z. B. auf Besitz oder aufreibende fremdgeschlechtliche Avancen nimmt vielen Lebensphasen dann auch das Feuer für potenzielle Frustrationen.

Gleichzeitig ist das Leben von Nonnen stark geprägt vom Zusammenhalt in der Gemeinschaft des Ordens. Die darin fest verankerten Beziehungsnormen und -formen haben ebenfalls entlastenden Charakter. Im Vergleich zur Normalbevölkerung dürften der Bildungsstand und die Lernherausforderung z. B. im Hinblick auf das Auswendiglernen vieler Bibel-, Gebets- und Liedertexte eine für das Gehirn stets produktive Konstante darzustellen, die eine Art Gehirnjogging-Funktion erfüllt. Zudem scheint das vergleichsweise häufige Singen, also die mit Musik verknüpfte Emotionalität, einen gedächtnisstabilisierenden Effekt zu zeigen. Abb. 2.7 Gedächtnisstabilisierend erwiesen sich häufig bei gläubigen Menschen zum Beispiel die im Laufe ihres Lebens gelernten Gebete und Lieder.

Abb. 2.7 Betende Hände

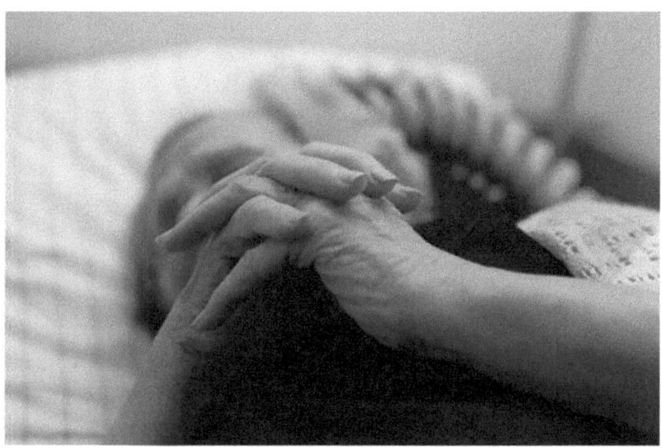

Fazit

Aus diesen „Erkenntnissen" lassen sich in gewisser Weise auch Schlussfolgerungen ableiten hinsichtlich einer demenzpräventiven Lebensweise einerseits und einer pflegemodellhaften Gestaltung von Betreuungsangeboten für Menschen mit Demenz andererseits. Individuelle Besonderheiten fänden darin vermutlich wenig Platz. Insofern sind die entsprechenden Folgerungen sicherlich nicht verallgemeinerbar. Bleibt einer professionellen Demenzpflegekultur demnach nur, Strukturen zu entwickeln, die die „abweichende" Lebensbiografie einzelner von Demenz betroffener Menschen fallspezifisch zu behandeln vermögen.

Literatur

Bauer J (2006) Warum ich fühle, was du fühlst. Fischer, Frankfurt
Berndt C (2013) Resilienz – Das Geheimnis der psychischen Widerstandskraft. Deutscher Taschenbuch Verlag, München
Böhmer M (2014) Erfahrungen sexualisierter Gewalt in der Lebensgeschichte alter Frauen, 5. Aufl. Mabuse, Frankfurt
Deutsches Netzwerk für Qualitätsentwicklung in der Pflege (Hrsg) (2018) Expertenstandard „Beziehungsgestaltung in der Pflege von Menschen mit Demenz". Schriftenreihe des DNQP, Osnabrück
Dörner K, Plog U (1989) Irren ist menschlich. Epubli, Berlin
Genova L (2009) Mein Leben ohne Gestern. Verlagsgruppe Lübbe, Bergisch Gladbach
Gröning K (2012) Sprechen Sie Demenzisch? – Eine Einführung und Vorbereitung auf die Wissenschaftliche Weiterbildung Demenz im Krankenhaus, Bielefeld. https://www.uni-bielefeld.de/erziehungswissenschaft/ag7/familiale_pflege/materialien/studienbriefe/StB_Sprechen_Sie_Demenzisch-2012.pdf. Zugegriffen: 4. Jan. 2019
http://www.aerztezeitung.de/medizin/krankheiten/schmerz/article/849490/behandlung-heimschmerztherapie-leidet-demenz.html. Zugegriffen: 13. Okt. 2018
https://link.springer.com/article/10.1007/s00391-012-0332-4. Zugegriffen: 13. Okt. 2018
https://www.dgss.org/fileadmin/pdf/BESD_Fassung_Dezember_2008.pdf. Zugegriffen: 13. Okt. 2018
https://www.erlenhof.ch/fileadmin/pdf/das-drei-welten-modell-nach-dr-held.pdf. Zugegriffen: 24. Okt. 2018

https://www.spiegel.tv/videos/146365-isoliert. Zugegriffen: 13. Okt. 2018
http://www.faz.net/aktuell/gesellschaft/menschen/wortlaut-der-abschiedsbrief-von-gunter-sachs-1637779.html. Zugegriffen: 15. Okt. 2018
http://www.doccheck.com/de/document/4660-geriatrische-depressionsskala-gds. Zugegriffen: 1. Okt. 2018
Kainz M (2001) https://www.youtube.com/watch?v=vKUY4mounhc. Zugegriffen: 4. Jan. 2019
Krüger W (2015) Die Geheimnisse der Großeltern. BOD, Norderstedt
Schützendorf E (2010) Wer pflegt, muss sich pflegen, 2. Aufl. Springer, Wien
Thomsen M (1999) Sensorische Deprivation. Altenpflege Forum 7(2):1–14
Thomsen M (2012) Das Glück des Alzheimerpatienten. Pflegezeitschrift 3:157–159
Schulz von Thun F (1981) Miteinander Reden:1. Rowohlt, Reinbek, S 1981
Watzlawick P (1969) Menschliche Kommunikation. Huber, Bern
Watzlawick P (1983) Anleitung zum Unglücklichsein. Piper, München

Weiterführende Literatur

Bühler S (2014) Mini-Mental-Status-Test (MMST) – Der schnelle Standardtest. ergopraxis 7:34–35
Bundesministerium für Gesundheit (BMG) (Hrsg) (2006) Rahmenempfehlungen zum Umgang mit herausforderndem Verhalten bei Menschen mit Demenz in der stationären Altenhilfe. Bundesministerium für Gesundheit, Berlin

Fallverstehen

3

Der wahre Test dafür, ob wir die Welt verstehen, sind
Vorhersagen, nicht Erzählungen.
(Nassim Nicholas Taleb, Der Schwarze Schwan 2008, S. 169)

Laut Naomi Feil hat jedes Verhalten einen Grund oder einen Sinn (vgl. Feil 2010). Viele Verhaltensäußerungen bleiben aber den Pflegenden häufig nebulös, wenn es darum geht, deren Sinn oder Anlass zu verstehen. Herausfordernde Verhaltensweisen haben dann den Anschein von Verwirrtheit und Irrationalität. Besonders Halluzinationen und Wahnvorstellungen oder Selbststimulationen lassen eine Vielzahl von Erklärungen oder Deutungen zu.

Hier kann das Instrument der Bewohnerbesprechung oder der Fallbesprechung genutzt werden, um gemeinsam Verstehenszugänge zu erarbeiten. Zugute kommt uns, dass innerpsychisches Erleben nur durch eben die Ausdrucksformen erschlossen werden kann, die irgendwie „erzählbar" sind. Wir beschreiben bzw. protokollieren gewissermaßen „Ausgedrücktes" als eine Art Geschichte. Der dahinter liegende Sinn und die Ausdrucksstrukturen bleiben zunächst trotz der Bildhaftigkeit abstrakt. Dennoch wissen wir, dass die konkreten Verhaltensmuster möglicherweise erfolgreichen Lösungen in der Vorgeschichte des Menschen entsprechen. Sie werden zur Routine, sobald sie einmal in Krisensituationen – möglicherweise unter einem Entscheidungs- und Rechtfertigungszwang – zum Erfolg oder zur Integrität der Person geführt haben. Sie haben sich sozusagen verselbstständigt. Solche Muster nun auf Auslöser und Ereignisse zurückzuführen ist nicht möglich ohne biografisches Wissen. Die Pflegenden und Betreuer sind gewissermaßen gehalten, „sich in das Selbstkonzept des Bewohners oder Patienten zu vertiefen, den Roman des seines Lebens zu lesen und bewusst über die eigene Rolle darin zu reflektieren" (Cora Van der Kooij 2010b, S. 39).

Hermeneutik ist die Lehre vom Verstehen. Alles, was Text werden kann, ist danach prinzipiell verstehbar, wenn es gelingt, die „Erzählung", die Bilder, in Einklang zu bringen mit eigenen Erfahrungen und Erleben. Der Fall ist die protokollierte Geschichte oder die Erzählung, das Bild, die Szene, die Geste, das Symbol.

© Springer-Verlag GmbH Deutschland, ein Teil von Springer Nature 2019

M. Thomsen, *Fallgeschichten Demenz,* https://doi.org/10.1007/978-3-662-58762-1_3

Den Pflegenden bleibt bei Menschen, die sich nicht (mehr oder noch nicht) differenziert und eindeutig ausdrücken können – oder wollen – und zunehmend analog kommunizieren, nichts anderes übrig, als treffend nachzuerzählen, zu interpretieren bzw. Verstehenshypothesen zu formulieren. Erst wenn **sie** daraus eine passende Geschichte machen können, werden sie ein gemeinsames Verständnis entwickeln und authentisch und kongruent reagieren können. Das erste Ziel von Pflege ist es also, Wahrgenommenes und Erlebtes gut zu dokumentieren (vgl. auch Abschn. 2.2.1). Erst wenn der Fall ausreichend zu(r) Sprache gekommen ist, wird Verständnis möglich und kann Beziehung wirklich gestaltet werden und gelingen. Grundsätzlich kann man sagen: Wenn gesundheitsschädigendes oder normverletzendes Verhalten Sinn macht, dann ist dieser auch zu deuten, und gesundheitsförderndes oder die Person stärkendes Handeln wird erst vor dem Hintergrund solcher Deutung möglich.

Leider sind strukturierte, gut moderierte und lösungsorientierte Fallbesprechungen noch nicht regelmäßig und flächendeckend Bestandteile deutscher Demenzpflegekultur. Sie werden in erster Linie als Zeitfresser und Kostenverursacher angesehen. Dennoch sind sie meines Erachtens unverzichtbar und notwendiger Teil eines professionellen Pflegeverständnisses. Und nicht zuletzt der Expertenstandard „Beziehungsgestaltung in der Pflege von Menschen mit Demenz" favorisiert dieses Qualitätssicherungsinstrument. Wie sonst sollen für die an der Pflege Beteiligten ein gemeinsames Verstehen und abgestimmtes Handeln erzielt werden?

Neben biografischem Wissen sollten im Rahmen von Fall- und Bewohnerbesprechungen freie Assoziationen zu dem beobachteten Verhalten Raum finden dürfen. Ferner sollten der Wahrnehmungstyp und die möglichen Auslöser oder Trigger des Verhaltens gesammelt werden. Oft findet sich ein „Bindeglied", wenn man die Symbolträchtigkeit des beobachteten Verhaltens in Verbindung bringen kann mit den gezeigten Gefühlen, den biografischen Daten oder Gewohnheiten des Gepflegten.

Es geht nicht darum, **irgendeine** Vermutung oder Theorie zu bestätigen. Vielmehr gilt es, den Einzelfall, das Ausgedrückte, das Erlebte, das gültige Muster wiederzuerkennen. Das geht aber nicht ohne Deutungsversuche oder Verstehenshypothesen, die verworfen oder bestätigt werden können, bis man an einem nachvollziehbaren und plausibel erscheinenden Vorschlag hängen bleibt.

Unsere Deutungsversuche werden dabei gespeist vom Wissen um oder von dem richtigen Identifizieren hinsichtlich:

- Physiologie (Gänsehaut, Zittern, Blässe, Erröten …),
- Mimik, Gestik, Körperhaltung,
- Biografie (prägende historische und sonstige Lebensereignisse),
- Charakter und Normalverhalten,
- mögliche Trigger (Auslöser für typisches oder wiederkehrendes Verhalten, oft in Folge [wieder]erlebter Traumata).

Die Arbeit im Pflegeberuf wird maßgeblich geprägt durch Kommunikation und Beziehungsgestaltung. Daher ist ein fundiertes Wissen um die Signale im Rahmen der Kommunikation zentraler Bestandteil der Ausbildung. Dabei wird die Kommunikation mit Menschen mit Demenz zunehmend dadurch bestimmt, dass sie sich weniger digitalsprachlich ausdrücken (können) und dafür immer mehr analog (durch Körperhaltung, Mimik, Gestik, und Berührung) Kontakt herstellen und sich äußern. Hier zeigt sich eine gewisse Analogie zur Säuglingspflege. Je weiter die Demenz fortschreitet, umso mehr sind ihre Ausdrucksformen dabei authentisch und haben etwas Unmittelbares.

Eine besondere Kompetenz der Pflegenden kann darin bestehen, insbesondere die Gefühle des Menschen mit Demenz richtig lesen zu können (vgl. auch: Navarro 2010). Denn wie kaum ein anderer Beruf sind Pflegekräfte „Gefühlsarbeiter"; sie erkennen und anerkennen die geäußerten Gefühle und „arbeiten" damit mit dem Ziel, dass der Mensch mit Demenz sich verstanden fühlt! Eine gute Ausbildung sollte meines Erachtens auch gerade diese „Lesekompetenz" bzw. das Entschlüsseln von Körpersprache und Benennen von Gefühlen (Wut, Stress, Nervosität, Trauer, Angst, Freude, Ekel etc.) fördern; denn diese Kompetenz kann dann in der konkreten Interaktion weiterführend oder auch deeskalierend und später beim Entwickeln von Verstehenshypothesen sehr hilfreich sein.

Wichtig ist, dass die unterschiedlichen Interaktionen im Team im Rahmen einer guten Besprechungskultur zusammengetragen und ausgewertet werden. Wir wagen dabei Assoziationsketten und suchen das Bindeglied zwischen Verhalten und möglichen Mustern aus der Lebensgeschichte. Wir können umdeuten oder intervenieren. Aus der gemeinsamen Interpretation heraus lassen sich Interventionsmöglichkeiten formulieren, die dann im weiteren Verlauf möglicherweise sich als ganze oder teilweise Lösungen bzw. Umgangsempfehlungen bewähren.

Lässt sich ein Trigger für das herausfordernde Verhalten nicht finden, ist oft auch keine Lösung bzw. Verhaltensänderung zu erwarten. Es ist im Übrigen auch nicht Aufgabe von Pflege zu „therapieren", was nicht heißt, dass Pflegende Therapeuten nicht bei Therapieversuchen unterstützen, sondern es geht v. a. um eine professionelle Begleitung. Der Laie kann nur auf seinen Bauch vertrauen. Der Pflegeprofi hingegen weiß seine intuitiven Entscheidungen stets zu begründen oder gezielt abzuändern. Nicht immer gibt es Lösungen bzw. zeigen sich also Verhaltensänderungen. Wer in der Pflege arbeitet, weiß, dass herausforderndes Verhalten meistens nicht zu beeinflussen ist. Dann wird es umso wichtiger, dass die Pflegemitarbeiter einen Grund oder einen Auslöser für das Verhalten erkennen können.

Wenn Pflege professionelle Beziehungsarbeit sein soll, muss sie sich von Laienpflege in der Art ihrer Gestaltung und in ihrem Bemühen um Reflexion unterscheiden. Den Anteil, den die Pflegeperson mit einbringt, den Charakter, die Interpretationen, das Wahrnehmen der eigenen Gefühle, die Haltung und das Erleben, sind dem Profi ein Bewusstes, an dem er sich stets abarbeitet – Gefühlsarbeiter bezogen auf sich selbst und in Bezug auf die Gefühle und Äußerungen des Gepflegten. Hier wird Pflege eine Begegnung von Subjekten.

Gibt es ein gemeinsames Ziel in der Beziehung, weil ein Problem oder ein Bedarf gleich definiert ist und als Lösungsaufgabe verstanden wird, fällt

Beziehungsarbeit leichter, und sie ist kongruent. Dies ist leider nicht immer der Fall. Einem Patienten, der das Problem nicht sieht, wird man die gleichwertig begegnen können. Entweder ist ein Aushandlungsprozess erfolgreich, oder die Begegnung gerät zur Machtdemonstration. Solange Pflegende die Ausführorgane von ärztlichen Anordnungen sind, betreiben sie nicht wirklich Pflege, sondern Medizin oder Therapie. Der Patient wird so zum Objekt der Pflege. Dies kann manchmal notwendig oder unumgänglich sein!

Es ist aber nicht Kernaufgabe von professioneller Pflege. Pflegende sind keine Therapeuten. Sie sind vielmehr Therapiehelfer. Noch einmal: Sie unterstützen Therapeuten und Ärzte, aber zuvörderst helfen sie, die natürlichen Selbstheilungskräfte von kranken Menschen zur Entfaltung kommen zu lassen.

Was nicht als Ressource oder als Potenzial vorhanden ist, kann aber nicht gefördert werden. Und an dieser Stelle zeigen sich die erfahrenen Pflegekräfte, die dafür Talent und den Blick haben und entscheiden können, ob pflegerische Arbeit eine Kompensation (Hilfe) darstellt oder Potenziale nutzt. Dabei zielt Pflege im Gegensatz zur Therapie nicht primär darauf, dass Ziele (Zwecke) erreicht werden oder dass der Gepflegte Regeln einhält. Entscheidend ist die Frage, ob dem Gepflegten das Erreichen der Ziele überhaupt möglich ist – eine Frage, die sich in der Pflege chronisch Kranker sehr häufig stellt. Und das Gespür und die Wahrnehmung für diese Frage machen den Pflegefachmann aus. Er weiß in der Situation, wie er handeln muss, ob der Gepflegte im Hier und Jetzt das kann, was prinzipiell erreichbar ist, was wünschenswert ist, was der Norm entspricht. Der Pflegende muss ständig neu entscheiden, und seine Entscheidung beruht auf der Wahrnehmung und der Deutung von Verhalten des Gepflegten. Er prüft immer wieder, ob sein Handeln dem Gepflegten recht und billig ist, ob er ihm gerecht werden kann. Er weiß, wann und ob er selbst Rat oder Hilfe braucht.

In den Fällen, in denen es dem Team nicht geling, eine plausible Erklärung oder Deutung des Verhaltens zu erkennen, kann es sehr entlastend sein, wenn das Team das Verhalten umdeutet und als dem Bewohner eigen, quasi charakterisierend und zugehörig betrachtet. Man erschafft gewissermaßen einen guten Grund für das Verhalten oder verändert nur den Blickwinkel. In der Regel ergeben sich bei den Pflegenden dann gute Chancen für eine höhere Akzeptanz und sogar Verständnis für das Verhalten; es ist – zumindest für die Pflegenden – besser zu ertragen!

Neben akuter Bedrohung sind Ungewissheit, Missdeutung und Nichtverstehen eine häufige Quelle von Stress auch und gerade bei Pflegenden. Genauso wie echte Bedrohung kann **vermeintliche** Bedrohung beim Menschen Stress auslösen. Wir müssen evtl. neue Deutungen anbieten können. Keine Bedeutung (Grund, Bedarf der Person) zu finden bedeutet bzw. fördert Stress, oder zumindest bleibt bei den Pflegenden eine gewisse Unzufriedenheit oder gar Frustration. Daher lohnt das Bemühen um die passende Umdeutung („reframing").

Durch Umdeutung wird der Verhaltensäußerung des Menschen mit Demenz eine andere Bedeutung zugewiesen, indem man versucht, die Situation in einem Kontext zu sehen, der dem Verhalten Sinn oder gar eine gewisse Notwendigkeit zuschreibt. So lohnt es sich manchmal zu fragen, was der Mensch in der konkreten

Situation braucht, um sich wohlzufühlen, oder was seine Integrität sicherstellt. Kann die (möglicherweise störende oder gar normverletzende) Verhaltensäußerung (Rufen, Weglaufen, Beschuldigen, Wandern, mit dem Essen spielen …) damit etwas sein, das zunächst verstanden, dann akzeptiert bzw. auch von anderen toleriert werden kann. Solches Verstehen hat dann bei vielen Teilnehmern in den Besprechungen oft den Charakter eines „Aha-Erlebnisses"! Sie reagieren entspannter und finden im Zusammenhang mit solcherart Entspanntheit auch eher Lösungen bei Krisen oder für problematische Situationen (Insbesondere die Fallgeschichten in Abschn. 4.1, 4.2 und 4.8 mögen dies veranschaulichen!).

▶ Fallverstehen ist der Schlüssel zum Bewohner und Teamaufgabe im Rahmen pflegerischer Arbeit. Dazu müssen die Potenziale hermeneutischen Talents über Fortbildungen und regelmäßige Fallbesprechungen zur fachpflegerischen Kompetenz entfaltet und weiterentwickelt werden.

3.1 Wahrnehmungstypen

Was im Hinblick auf das Verstehen der Person auch hilfreich sein kann, ist die Frage, welchem Wahrnehmungstyp man die Person am ehesten zuordnen kann. Bei der Validation nach Feil oder beim neurolinguistischen Programmieren (NLP) werden 4 Typen unterschieden:

1. akustisch (mit dem Gehör),
2. optisch (durch visuelle Wahrnehmung),
3. olfaktorisch und gustatorisch (über den Geruchs- und den Geschmackssinn),
4. haptisch-kinästhetisch (durch Bewegung und Berührung).

Man kann an den Vorlieben und der Sprache, auch an biografischen Details oft erkennen, auf welchem Kanal die Person vornehmlich funkt oder tickt. Wenn es gelingt, die vorrangige Wahrnehmungsart bei einem Bewohner festzustellen, dann wird man auch eben über diesen Kanal den Bewohner besser erreichen oder ihn zumindest besser verstehen. Das Ganze kann im Zuge von Fallbesprechungen eine Rolle spielen. So wird das Pflegeteam Frau Müller im Abschnitt „Das Essen" am ehesten erreichen, wenn es zum einen erfasst, welche Wahrnehmungsform für Frau Müller (s. Abschn. 4.1) die Vorrangige ist, und zum anderen gut beraten sein, mit ihr auf diesem Kanal die Beziehung zu gestalten – in diesem Fall über Schmecken und Gerüche, z. B. Essensdüfte, ätherische Öle oder Gewürze. Oder im Fall der „Ruferin" (s. Abschn. 4.2) liegt es auch anhand der Biografie nah, dass es sich um einen akustischen Typ handelt; man sie also auf diesem Kanal besser erreicht oder versteht.

In Fällen, wo es sich anbietet, werde ich am Ende des Kapitels dann auch die entsprechende Frage positionieren. So können Sie Ihre „Wahrnehmung" aus den Fällen schulen.

▶ Es kann den Zugang zum Menschen mit Demenz und die Beziehungsgestaltung erleichtern, wenn man den vornehmlichen Wahrnehmungstyp der Person kennt.

3.2   Symbole erkennen

Symbole kommen da vermehrt vor, wo die Sprache versagt oder wo mit ihnen
etwas scheinbar „Unsagbares" irgendwie besser ausgedrückt (oder verschleiert!)
werden kann. Ich denke im letzteren Fall z. B. an den Kniefall im Jahr 1970 von
Willy Brandt.

Die Identifikation und (Um-)Deutung einer Symbolik im Verhalten des Menschen mit Demenz kann besonders dann lohnend sein; wenn die Menschen mit
Demenz zunehmend ihre Sprache verlieren und ihre Bedürfnisse und ihr Erleben
nicht mehr in der digitalen Sprache mitteilen können (oder wollen!), sich
zunehmend „symbolisch" und/oder analog äußern.

So kann man bei einem Menschen mit weit fortgeschrittener Demenz nicht
mehr erfragen, ob er Schmerzen hat, welche Schmerzen er mit welcher Intensi-
tät hat, sondern kann es sozusagen nur noch an seinem „Benehmen" (=Ver-
halten) ablesen, an der Atmung, an der Mimik, an der Unruhe etc., also analog.
Solange die (digitale) Sprachkompetenz noch gut erhalten ist, lassen sich noch
sehr gut Symbole erkennen und besser deuten, an denen der demenzkranke
Bewohner seine Erlebnisse, sein Erleben „fest macht". Dabei kann Symbol vieles
sein: Gegenstände wie Wäsche, Puppen, Bilder etc., ebenso wie auch die Person
der Pflegekraft, die ihm begegnet. Sie kann stellvertretend (oder symbolisch) für
etwas oder jemanden aus der Lebensgeschichte oder dem inneren Erleben stehen
und ihm im Moment, in der Situation helfen, seine damit verbundenen und hoch-
kommenden Gefühle auszudrücken oder zu bewältigen.

Manchmal kann die Identifizierung des leitenden Symbols dem Pflegeteam helfen, den Bewohner besser zu verstehen. Und es wird der Pflegenden deutlich leichter fallen, **wenn** das Symbol quasi die Person der Pflegekraft selbst ist, es **nicht
persönlich** zu nehmen. Denn oft sind damit sehr heftige emotionale Ausbrüche
(beschimpfen, beleidigen, beschuldigen …) verbunden (vgl. Abschn. 4.6). Die
Pflegekraft weiß, dass sie stellvertretend für etwas oder jemanden steht und nicht
„wirklich" oder als Pflege-Person gemeint ist. Diese Erkenntnis kann für sie sehr
entlastend bzw. stressmindernd sein.

So können darüber hinaus alltägliche oder sehr persönliche Gegenstände
symbolhaft fungieren. Häufig vorkommende Gegenstände sind z. B. Schlüssel,
die Handtasche, eine Puppe, das Portemonnaie (s. Abschn. 4.6), das Gebiss, Geld,
die Zeitung usw. Aber auch Gesten oder Verrichtungen können Symbolcharakter
besitzen wie Spucken. s. Abschn. 4.1), Servietten falten oder gar das Rufen
(s. Abschn. 4.2).

Darüber hinaus kann je nach Demenzphase das Symbol eine andere Nuance
hinsichtlich dessen Bedeutung haben (Tab. 3.1).

Zu den einzelnen Demenzphasen komme ich im folgenden Abschnitt.

Tab. 3.1 Beispiele für Symbole und ihre mögliche Bedeutung

Symbole	Stufe			
	Pubertierender (Bedrohtes Ich)	Jugend/Kind (Verirrtes Ich)	Kleinkind (Verborgenes Ich)	1 bis 2 Jahre (Versunkenes Ich)
Gebiss, Zähne	Schönheit, Lächeln, Gesundheit, Wohlstand	Nahrungsaufnahme, Naschen, Versagensangst	Kommunikation, Sprechen, Durchsetzungsvermögen	„Beißen", Saugen
Schlüssel	Macht, Zugang, Problemlösung, Privatsphäre	Verbindung zur Außenwelt, zu Freunden, Offenheit	Heim, Schutz, Stärke, Geheimnis	Elternhaus, Geborgenheit, Gesehen werden
Tasche	Identität, Erinnerungen, Sicherheit, Besitz	Reise, Intimität	Mutter, Überraschendes	Verstecken, Neugier
Spucken	Wut	Nützlich sein	Ablehnung, Unmut	„Pfui", „Schmeckt nicht"
Zeitung lesen	Ritual, Wissen, Klugheit	Unsicherheit, Desorientierung	Sein wie Große, Aufmerksamkeit	Geräusche, Knistern

Diese Übersicht ist nur ein sehr subjektiver, persönlicher Versuch und erhebt keinerlei Anspruch auf Allgemeingültigkeit!

▶ Bei zunehmendem Verlust digitaler Sprachmittel lohnt die Fokussierung auf analoge, bildhafte Sprachmittel der Person. Oft werden Bedürfnisse oder Gefühle, die man ja in der Regel nicht spontan äußert, symbolhaft ausgedrückt.

3.3 Demenzphasen

Von sehr wichtiger Bedeutung für die Frage nach der Art und Weise der pflegerischen Beziehungsgestaltung ist es, genau zu schauen, auf welcher Stufe des kognitiven Abbauprozesses sich der demenzerkrankte Mensch befindet.

Je nach Pflegetheorie oder Pflegemodell wird mit verschiedenen Demenzphasen gearbeitet. Interessanterweise habe ich bei meinen vielen Besuchen in verschiedenen Pflegeheimen nur/erst ein einziges gefunden, das mit einem solchen Modell arbeitet. Kommen die Erkenntnisse aus Pflegetheorie und -wissenschaft also in der Praxis gar nicht an? Das wäre sicher einmal eine eigene Untersuchung wert. Und wie kürzlich in einem Interview behauptet, ist es in vielen Einrichtungen eine Leitungsproblematik: „Der Fisch stinkt vom Kopf. In den gut geführten Häusern, und die kochen alle nur mit Wasser, haben wir Fort- und Weiterbildung für alle Mitarbeiter. Da sind Supervision, psychologische Begleitung, Seelsorge Standard. Es arbeiten dort auch andere Berufsgruppen – Sozialpädagogen, Hospizmitarbeiter, Psychologen und therapeutisch geschultes

Personal." (Vgl. https://www.op-online.de/leben/gesundheit/pflegeexperte-gott-lob-schober-swr-interview-vielen-heimen-wird-wuerde-alten-verletzt-9773115.html, vom 02.10.2018).

Üblich ist gemeinhin die Einteilung in drei Schweregrade der Demenz. Die meisten Modelle mit Demenzphasen arbeiten hingegen mit vier Demenzphasen. Allen gemeinsam ist sozusagen eine gewisse **umgekehrte Entwicklungslogik** der kognitiven Entwicklung, wie sie beispielsweise Jean Piaget für die kindliche Entwicklung beschrieben hatte. In vielen Publikationen wird daher auch von „Retrogenese" gesprochen. So wie das Kind peu à peu Alltagsfähigkeiten mit zunehmendem Alter entwickelt, bauen sich beim Menschen mit Demenz diese Kompetenzen wieder ab (Tab. 3.2).

Ich habe mir unter Auslassung des etwas komplexeren Phasenmodells von Erwin Böhm einmal die Mühe gemacht und verschiedene, gängige Phasenmodelle nebeneinander und der Einteilung nach Reisberg gegenübergestellt (Tab. 3.3).

Die Tab. 3.3 könnte für die Pflegeteams eine grobe Hilfestellung sein. Insbesondere bei Implementierung eines neuen, modernen Pflegemodells, das mit einer Phaseneinteilung arbeitet, kann diese Tabelle Orientierung geben.

Das Modell von Perrin et al. (2008) setzt voraus, dass Personen mit Demenz im Verlauf ihrer Krankheit bis zu vier Phasen durchlaufen, in denen sie eine quasi rückläufige Entwicklung vollziehen. Am Beginn steht die sog. Reflexionsphase, darauf folgen die symbolische und die sensomotorische Phase, abschließend die Reflexphase. Ähnlich wie beim Drei-Welten-Modell von Held gilt es, den zunehmend abnehmenden Möglichkeiten der Personen mit Demenz mit jeweils spezifischen Pflege- und Betreuungsformen und -rahmenbedingungen zu begegnen, um ein Maximum an Wohlbefinden für sie zu erreichen.

Auf die einzelnen Einteilungen möchte ich nicht detailliert eingehen. Ich selbst arbeite am liebsten mit dem Phasenmodell von Cora Van der Kooij, das sehr verwandt (ja davon abgleitet) ist mit den Phasen von Naomi Feil. Die Adjektive beschreiben meines Erachtens sehr gut, was in der jeweiligen Phase im Vordergrund steht, welches Verhalten in den meisten Fällen beobachtet werden kann. Dabei ist eine Zuordnung nicht immer einfach und schon gar nicht zwingend. Die Übergänge können durchaus fließend sein (Tab. 3.4).

Warum ist das nun hilfreich und wichtig für das Pflegeteam?

Tab. 3.2 Demenzeinteilung nach Schweregraden

1. Leichte Demenz	Instrumentelle Fähigkeiten	8 bis 12 Jahre
	Adäquate Kleidung anziehen	5 bis 7 Jahre
2. Mittelschwere Demenz	Sich kleiden, Schuhe binden	5 Jahre
	Toilettengang	4 Jahre
3. Schwere Demenz	Kontinenz	2 bis 3 Jahre
	Sprechen	1 bis 2 Jahre
4. Sehr schwere Demenz	Gehen	10 Monate
	Kopf heben	4 bis 12 Wochen

Tab. 3.3 Demenzphasen im Vergleich

MMST	Reisberg		Dr. Held	Van der Kooij	HILDE	Perrin	Feil	Kognitionsstufen	Orientierung
30–26	1	Keine Leistungseinbußen (normal)/MCI						Erwachsener	
30–19	2	Sehr geringe kognitive Gedächtniseinbußen	Kognitive Erfolgslosigkeit		Leicht demenzkrank	Reflexive Phase	Mangelhafte oder unglückliche Orientierung	(Lehre)	Orientierungslücken
25–19	3	Geringe kognitive Einbußen	Kognitive Erfolgslosigkeit	Bedrohtes Ich	Leicht demenzkrank	Reflexive Phase	Mangelhafte oder unglückliche Orientierung	Pubertät	Probleme mit Namen, Gesichtern
25–15	4	Mäßig kognitive Leistungseinbußen	Kognitive Erfolgslosigkeit	Bedrohtes Ich	Mittelgradig demenzkrank	Symbolische Phase	Mangelhafte oder unglückliche Orientierung	8 bis 12 Jahre	Zeitverwirrt
19–15	5	Mittelschwere kognitive Leistungseinbußen	Kognitive Ziellosigkeit	Verirrtes Ich	Mittelgradig demenzkrank	Symbolische Phase	Zeitverwirrung	5 bis 10 Jahre	Zeitliche und örtliche, andere Personen

(Fortsetzung)

Tab. 3.3 (Fortsetzung)

MMST	Reisberg		Dr. Held	Van der Kooij	HILDE	Perrin	Feil	Kognitionsstufen	Orientierung
15–5	6	Schwere kognitive Leistungseinbußen	Kognitive Ziellosigkeit	Verirrtes Ich	Schwer demenzkrank mit somatischen Einschränkungen oder mit psychopathologischen Auffälligkeiten	Symbolische Phase	Zeitverwirrung	2 bis 5 Jahre	Situative Verkennungen
5–0	7	Sehr schwere kognitive Einbußen	Kognitive Schutzlosigkeit	Verborgenes Ich	Schwer demenzkrank mit somatischen Einschränkungen oder mit psychopathologischen Auffälligkeiten	Sensomotorische Phase	Phase der sich wiederholenden Bewegungen	1-Jähriger	Nur noch eng vertraute Personen, eigenes Zeitgefühl
0	7	Sehr schwere kognitive Einbußen	*Pflegeoase*	Versunkenes Ich	Schwer demenzkrank mit somatischen Einschränkungen	Reflexphase	Vegetieren	Säugling	Erkennt eigenes Spiegelbild nicht

Tab. 3.4 Phasen der Demenz – Einteilung in Anlehnung an Cora Van der Kooij

Phase	Muskeltonus	Sprache	Kontinenz
Bedrohtes Ich	Sehr hoch	Inhalt	Meist (noch) keine Inkontinenz
Verirrtes Ich	Entspannt	Zusammenhang	Funktionale Inkontinenz, Dranginkontinenz
Verborgenes Ich	Entspannt oder wiederholende Bewegungen	Einwortsätze	Harninkontinenz
Versunkenes Ich	Schlaff oder Spastik	Keine Sprache	Harn- und Stuhlinkontinenz

Nun ja, es geht zum einen darum, ein besseres Verständnis für den kognitiven Status des Bewohners zu erhalten, sodass jeder sich passgenauer auf diese Stufe **einpendeln** kann – hierzu auch gern die Vorträge von Erich Schützendorf (s. https://www.youtube.com/watch?v=0oWlduhZmGU, abgerufen am 01.10.2018)!

Wie eine Erzieherin weiß, ab wann ein Toilettentraining bei Kindern erfolgreich sein kann und welche instrumentellen Fähigkeiten wie der Umgang mit Messer und Gabel oder die Fähigkeit zum Schuhebinden möglich sind, so müsste eine Altenpflegerin ebenfalls einschätzen können, ab wann sie den Menschen mit Demenz hinsichtlich solcher Kompetenzen noch erreichen kann und eine Anleitung Sinn ergibt oder besser die Tätigkeit übernommen wird. Das ist aber leider selten Bestandteil der Ausbildung oder der Reflexion in Pflegeteams!

Zum anderen folgt daraus, dass die Pflegekräfte im Hinblick auf die Art und Weise ihrer Beziehungs- bzw. Kommunikationsgestaltung unterschiedlich auf der jeweiligen Stufe (bzw. Phase) interagieren. Viele Pflegekräfte bringen von sich aus sehr viel Talent mit und handeln oft intuitiv vollkommen passend und zielführend, andere, zunächst weniger talentiert erscheinende Pflegekräfte können es aber mit etwas Erfahrung und nach ein paar Schulungen auch gut lernen. Entscheidend ist am Ende aus pflegeprofessioneller Sicht, ob sozusagen im Nachgang, z. B. auf Nachfrage oder im Rahmen einer Bewohnerbesprechung, das eigene kommunikative, pflegerische Handeln entsprechend begründet werden kann.

▶ Die Demenz (insbesondere die Alzheimer-Demenz) verläuft in typischen Phasen. Jede Phase erfordert hinsichtlich Beziehungsgestaltung andere Umgangsweisen. Daher ist die Identifikation der jeweiligen Phase grundlegend für das Vorgehen der Teammitglieder.

3.3.1 Bedrohtes Ich

In der **ersten Phase** spüren die Menschen, dass sie Defizite hinsichtlich ihrer Merkfähigkeit und Orientierung haben; mitunter ist ihnen die Diagnose bekannt.

Sie stehen fast permanent unter einem hohen Stresspegel, weil sie ständig herausgefordert sind im Hinblick auf Konzentration und Aufmerksamkeit. Gleichzeitig merken sie zwischendurch, dass sie Fehler machen oder etwas vergessen oder nicht verstehen. Sie versuchen, ihre Fehler zu kaschieren und sprechen auch nicht gerne über ihre Gefühle; sie versuchen mit vielen Tricks ihre Identität hinter der Fassade zu wahren und reagieren evtl. gereizt oder aggressiv. Bewährte Bewältigungsstrategien in dieser Phase sind: Leugnen, Bagatellisieren, andere beschuldigen, Erklärungen erfinden bzw. konfabulieren etc.

Laienpflegekräfte neigen dazu, in dieser Phase den Betroffenen ständig zu korrigieren, ihn auf Fehler oder Versäumnisse hinzuweisen, wollen – gut gemeint – Orientierungshilfe geben und ein weiteres „Vergessen" verhindern. Dabei wird aber oft ausgeblendet, was auf der Gefühlsebene beim Menschen mit (beginnender) Demenz geschieht. Er fühlt sich ertappt, bevormundet oder beschämt. Das wiederum erhöht noch mehr seinen Stresspegel. Auch sprechen die Menschen mit Demenz ungern über ihre Gefühle, versuchen sogar diese Gefühle möglichst unter Kontrolle zu behalten. Ihnen ist zu große Nähe oder gar Berührung eher unangenehm, und sie versuchen Berührung zu vermeiden.

Es ist daher eher ratsam, nicht nach Erklärungen oder Begründungen zu fragen. Die Fragen nach dem Warum, Weshalb, Wieso sollten ausgeklammert bleiben. Besser ist es, mit Schlüsselwörtern Erinnerungen hervorzulocken und über Defizite höflich und diskret hinwegzusehen. Die Pflegekraft tut gut daran, so weit wie möglich eine entspannte und vertraute Gesprächssituation herzustellen. Unverfänglicher Small Talk und Alltagsplauderei über Wetter und Essen können hier sehr förderlich sein. Achten Sie darauf, ob er sich bei Annäherung zurückzieht, welche Beinposition (entspannt und zugewandt oder abgewandt in Richtung Tür) er einnimmt!

Darüber hinaus sollte zu starke Nähe oder Intimität vermieden werden und Berührung nur sehr sparsam eingesetzt werden. Wenn, dann sollte die Initiative in dieser Phase immer vom Menschen mit Demenz ausgehen. Bewährt hat sich hier die sog. Parkbankposition. Man setzt sich (zur Kontaktaufnahme) anfänglich **neben** den Bewohner und schaut in die gleiche Richtung. (Ich muss dabei immer unweigerlich an den Film Forest Gump denken!) Dabei wird intensiver Augen- bzw. Blickkontakt gemieden. Dem Betroffenen bleibt so auch die Entscheidung, ob er bleibt oder geht. Nichts ist ihm im Wege. Tab. 3.5 fasst die Empfehlungen der Kommunikationsgestaltung noch einmal zusammen.

Tab. 3.5 Zusammenfassung: Phase 1 – bedrohtes Ich

Phase	Position/Nähe	Berührung	Augen
Bedrohtes Ich: steht meist unter hoher Anspannung und Stress; versucht Gefühle zu verbergen und Fassade aufrechtzuerhalten	Nebeneinander, gleiche Blickrichtung, Parkbankposition Nicht ausfragen! Lebensgeschichtliches (Schlüsselwörter) bestätigen	Sparsam, Abstand mindestens eine Unterarmlänge, viel sprechen im Small Talk	Wenig Augenkontakt, Ausweichen, Identität erhalten

3.3.2 Verirrtes Ich

Schreitet die Demenz weiter in Richtung der **zweiten Phase** voran, häuft sich Desorientierung, und die Defizite des Kurzzeitgedächtnisses werden sehr viel deutlicher wahrnehmbar. In gewisser Weise haben sich die Betroffenen auch daran gewöhnt, nicht allen Anforderungen zu genügen, und sie sind besser über ihre Langzeitgedächtnisinhalte (Erinnerungen) erreichbar. In dieser Phase können sie ihre Gefühle freier und unmittelbarer ausdrücken, da der „Kopf" zunehmend auf die Regieführung verzichtet. In dieser Phase ist der Muskeltonus meist entspannt, und Berührung wird eher zugelassen. Besonders gut sprechen sie an auf Dinge, die sie früh gelernt haben. Das Singen von Kinderliedern und Kirchenliedern, Gebetstexte und „alte Geschichten" sind insbesondere für Angehörige dann erstaunliche „Leistungen". Aber auch das Verwechseln von Personen aus dem Familienkreis, die generationenübergreifend eine gewisse Ähnlichkeit haben, verunsichert immer wieder.

Verbale Validationstechniken können in dieser Phase gut eingesetzt werden. Paraphrasieren oder der Einsatz von Musik ist dabei ebenso förderlich wie das Fragen nach Extremen (z. B.: Was war das schönste Erlebnis?) oder früheren Gewohnheiten und Vorlieben. Empfehlenswert ist jetzt die Sitzposition des Pflegenden in 90-Grad-Stellung, also rechtwinklig zum Gesprächspartner. Ihm wird weiter ein Gefühl von Freiheit und Autonomie vermittelt, weil der Weg vor ihm frei bleibt. Gleichzeitig ist nun der Blickkontakt häufiger möglich, um sich v. a. nonverbal zu vergewissern, sich richtig verstanden zu haben, oder Zustimmung zu signalisieren. In dieser Phase wird der Betroffene auch dezent eingesetzten Körperkontakt eher tolerieren. Aber trotzdem sollten Pflegekräfte auf die nonverbalen Signale achten, wie z. B. das Wegziehen der Hand oder eine verkrampfte Haltung, Stirnrunzeln oder das Schürzen der Lippen (vgl. auch: Navarro 2010). Tab. 3.6 skizziert wieder die Empfehlungen zur Kommunikationsgestaltung.

3.3.3 Verborgenes Ich

In der **dritten Demenzphase** bewegt sich der Betroffene auf der kognitiven Stufe eines 1- bis 2-jährigen Kindes. Gefühle zeigen sich vermehrt in Mimik, Gestik und Bewegung. Naomi Feil nennt diese Phase auch „Phase der sich wiederholenden Bewegungen". Digitalsprachlich stehen dem Menschen mit Demenz jetzt nur noch sehr wenige Wörter zur Verfügung. Es wird auch deutlich schwerer zu erkennen, was den Betroffenen antreibt, ob er Schmerzen hat oder was seine Unruhe auslöst.

Tab. 3.6 Zusammenfassung: Phase 2 – verirrtes Ich

Phase	Position/Nähe	Berührung	Augen
Verirrtes Ich: Desorientierung ist deutlich erkennbar, zeigt offener Gefühle	Im rechten Winkel, 90 Grad, Weggehen bleibt möglich	Hand oder Initialberührung	Mehr, aber nicht zu intensiv

Leider übersehen die Pflegeteams bei diesen Bewohnern oft, dass die Menschen mit Demenz sehr sensibel auf Reizüberflutung reagieren. Das Maß der Reizflutung wird dabei von ihnen deutlich anders empfunden, als die Pflegekräfte selbst wahrnehmen. Was die Pflegekräfte gut verarbeiten und sie gar nicht oder kaum stört, kann schon in deutlich geringerer Dosis beim Menschen mit Demenz Aggressivität, Unruhe oder andere Ausdrucksformen auflösen.

Die Betroffenen brauchen eine veränderte Milieugestaltung und eine erhöhte Aufmerksamkeit der Pflegekräfte. Deshalb sollte hier die Gruppengröße nicht zu groß sein; maximal 8 Personen. Berührung wird nun besonders wichtig, der bewusste und verstärkte Einsatz von Gestik und Mimik kann die Kommunikation besser gelingen lassen. Dabei können mimische und gestische Elemente Gesagtes sehr gut unterstützen. Wenn Sie beispielsweise erreichen wollen, dass der Mensch etwas trinkt, dann ist die auch noch so freundliche Aufforderung: „Herr Thomsen, möchten Sie noch etwas trinken?", wenig zielführend. Besser wäre es, ein Glas Wasser oder das vermeintliche Lieblingsgetränk mit ausgestreckter Hand in das Gesichtsfeld des Betroffenen zu halten und die Aussage: „Was trinken?", mimisch durch Lächeln und Kopfnicken zu unterstützen. Eventuell hat diese Strategie noch mehr Erfolg, wenn Sie selbst ein Glas nehmen und noch zuprosten.

Hilfreich kann es sein, Berührungsvorlieben oder Ankerberührungen zu kennen und sie gezielt einzusetzen, um Wohlbefinden herzustellen. Der gezielte Einsatz der Initialberührung oder das Streicheln der Wange kann möglicherweise ein Kommunikationsöffner werden. Berührung, Gestik, Mimik und Nähe sowie der Einsatz basalstimulierender Techniken oder Snoezelen können die Kommunikation am Leben erhalten, die vonnöten ist, um die Bedarfe und Bedürfnisse des Betroffenen zu erkennen und zu befriedigen. Tab. 3.7 fasst die wesentlichen Empfehlungen zur Kommunikationsgestaltung zusammen.

3.3.4 Versunkenes Ich

In der letzten Phase, der sehr schweren Demenz, finden Pflegende den Menschen mit Demenz sehr häufig mit geschlossenen Augen, in sich gekehrt vor. Die digital-sprachliche Kommunikation ist nicht oder fast kaum mehr möglich. Sie erkennen sogar enge Angehörige nicht mehr. Auch erkennen sich die Personen nicht mehr im Spiegel (vgl. Abschn. 4.10). Oft lässt sich eine Embryonalhaltung beobachten. Sie haben kein umfassendes Körperbewusstsein mehr, sind vielfach bettlägerig und können nur noch mit viel Aufwand in einen speziellen Rollstuhl transferiert werden.

Tab. 3.7 Zusammenfassung: Phase 3 – verborgenes Ich

Phase	Position/Nähe	Berührung	Augen
Verborgenes Ich: Einwortsätze, geringer Wortschatz, Wortneubildungen, wiederholende Bewegungen	Schräg gegenüber, quasi Halbkreis, sehr nah, unter 1 m	Viel Berührung, da darüber viel Kommunikation stattfinden kann!	Viel Blickkontakt, Mimik stark einsetzen

Berührung – auch als Kommunikationsersatz oder -alternative – ist in den letzten beiden Phasen sehr wichtig. Vieles, was schon in der dritten Phase gut war, kann in dieser Phase noch intensiviert werden. Die Pflegekräfte müssen in dieser Phase sehr nah, mindestens auf 50–80 cm, an die Betroffenen herangehen, damit sie eine Chance haben, tatsächlich wahrgenommen zu werden. Neben Berührung, v. a. im Gesicht, ist der Einsatz bekannter Lieder oft noch wirksam. Berührung und/oder Nähe zum Bewohner muss hier dann mehr die Pflegekraft tolerieren bzw. aushalten können als der betroffene Bewohner. Nicht jeder ist dazu bereit oder kann eine solche professionelle Nähe gestalten.

Pflegekräfte sollten erkennen, wo und wie sie berühren. Bei einem Bewohner in der ersten Phase der Demenz ist also Berührung in den meisten Fällen quasi kontraindiziert. Man muss damit sparsam und sehr vorsichtig umgehen, um Vertrauen aufzubauen. Zum besseren Verständnis können Kurse in der Validationsmethode nach Feil für die Teams weiterführend sein.

In dieser Phase eignen sich basalstimulierende Angebote und Snoezelen (Abb. 3.1) besonders, um Kommunikation noch (wieder) gelingen zu lassen (Tab. 3.8).

Tab. 3.8 Zusammenfassung: Phase 4 – versunkenes Ich

Phase	Position/Nähe	Berührung	Augen
Versunkenes Ich	Direkt gegenüber sitzen, sehr nah, unter 50 cm, volle Konzentration aufeinander	Sehr viel Berührung, besonders Gesicht und Kopf	Sehr viel Augenkontakt, jeder Blick zählt

Abb. 3.1 Snoezelen

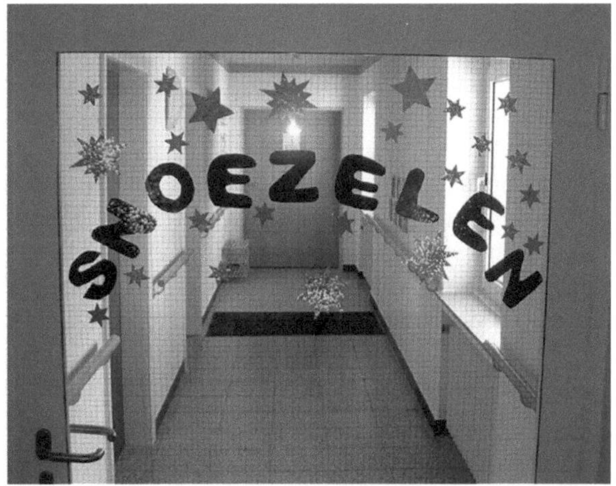

Fazit

Es ist die pflegerische Kernkompetenz, durch gelingenden Aufbau und Erhalt einer sichernden Beziehung die Probleme im Zuge herausfordernder Verhaltensweisen von vornherein zu minimieren. Wenn wir den demenzkranken Menschen in seiner Phase richtig einschätzen können, seine Lebensgeschichte kennen und eine Ahnung haben, wie wir uns auf ihn einpendeln können, dann werden alle funktional notwendigen Maßnahmen wie Körperhygiene, Ernährung, Sturzvermeidung etc. leichter fallen, weil wir den Menschen mit Demenz an-erkannt haben.

3.3.5　Kriterien zur Identifizierung der Demenzphase

In Anlehnung an das Modell von Cora Van der Kooij bzw. als dessen Erweiterung könnte anhand der in Tab. 3.9 aufgeführten Kriterien eine Zuordnung versucht werden.

▶　　Die gemeinsame Einschätzung der Phase der Demenz ist leitend dafür, welche Kommunikationsstrategien und -methoden vorrangig zum Einsatz kommen sollten. An der Demenzphase sollten sich auch die Angebote (Beschäftigung etc.) ausrichten. Darüber hinaus sollte auch auf die Größe und die Zusammensetzung von Gruppen geachtet werden.

3.4　Der Weg zum Verstehen

Ich werde in Vorträgen oft gefragt, was man denn **konkret** bei herausforderndem oder „nervendem" Verhalten tun solle. Und immer wieder muss ich viele Teilnehmer enttäuschen. Denn es gibt keine Patentrezepte oder Universallösungen. Vom Grundsatz her ist die akzeptierende und wertschätzende Haltung gegenüber Menschen mit Demenz die Basis für alles Weitere. Naomi Feil wird nicht müde zu betonen, dass Validation weniger Technik als vielmehr ein kreativer Prozess ist, und Cora Van der Kooij hat mit ihrem Modell des „suchenden Reagierens" herausgearbeitet, dass diese Kreativität durchaus auch kommunikative Strategien beinhalten kann, die sich nicht allein im validierenden Mitgehen erschöpfen, sondern dass das Gelingen von Beziehung sich darin erweist, ob ein Kontakt, retrospektiv betrachtet – also in der Rückschau und Reflexion – wertvoll und für die (alle) Betroffenen bereichernd war (Cora Van der Kooij 2010a, S. 54).

Pflegende lernen durch das Hinterfragen ihrer Erfahrungswelt, durch „innerliches Suchen" und tragen es in der Besprechung zusammen. Sie lernen durch die **Reflexion** dessen, was sie selbst sagen und erklären. Und sie geben ihrer Arbeit dadurch eine (Fach-)Sprache!

Tab. 3.9 In welcher Phase von Demenz befindet sich die Person?

Phase	Bedroht	Verirrt	Verborgen	Versunken
Wo befindet sich der Mensch mit Demenz?	Im Hier und Jetzt	Wechselnd zwischen dem Hier und Jetzt und innerer Welt	In zeitloser innerer Welt	In sich versunken, innerer Welt
Augen	Scharfer, auch stechender Blick, weicht Blick aus	Klarer und zielgerichteter Blick, nicht scharf	Aus sich selbst heraus, nicht zielgerichtet	Augen geschlossen
Haltung, Muskeln	Gespannt, stramm und steif	Entspannt	Entspannt oder in ständiger Bewegung	Entspannt oder Kontrakturen
Kommunikation	Wortfindungsstörungen, Bagatellisieren, Leugnen …	Zeitverwirrung, Wiederholungen, spontane Äußerungen, kurze Sätze	Monotone Bewegungen ersetzen Sprache, Einwortsätze, Singen	Echolalien, Lautketten
Gefühle	Versucht Gefühle zu kontrollieren, versucht Fassade aufrechtzuerhalten	Gefühle werden meist frei geäußert	Gefühle äußern sich frei, gut erkennbar an Mimik	Gefühle werden nicht geäußert
Handlungslogik	Planmäßiges und zielgerichtetes Handeln möglich	In der Regel kein Plan, jedoch zielgerichtet beschäftigt	Kein zielgerichtetes Handeln	Kein zielgerichtetes Handeln
Aktivitäten und Energie	Viel Energie, die Raum braucht, manchmal anstrengend	Kann beschäftigt sein, ist *empfänglich* für Energie von anderen	Ist *abhängig* von der Energie anderer	Geschlossenes Energiesystem
Erleben und Identität	Erlebt sich als jemand mit eigener Identität	Hat Teile seiner Identität verloren	Erfährt sich anders als früher, reagiert auf Appell und Persönlichkeit	Erlebt sich aus basalen Bedürfnissen und Gefühlen heraus
Initiative zu Kontakt	Zu allen	Dementierende und Versorgende	Nur Versorgende	Nur Versorgende
Desorientierung	Örtlich, situativ meist noch orientiert, kann Alter angeben, Personennamen nicht immer erinnern	Zeitliche Desorientierung, kennt evtl. noch Geburtsdatum, bekannte Personen kennt oder erkennt er nicht mehr	Nur noch vertraute Personen	Erkennt eigenes Spiegelbild nicht

Diese Aufstellung orientiert sich maßgeblich an der Einteilung durch Cora Van der Kooij (Van der Kooij 2010a, S. 94)

Der entscheidende Punkt liegt also darin, ob es Pflegeteams gelingt, ihre (Beziehungs-)Arbeit regelmäßig und systematisch zu reflektieren. Dabei geht es nicht primär um Lösungen. Viele Probleme werden bleiben, und das herausfordernde Verhalten lässt sich auch nicht einfach durch strategische Intervention oder Medikamente abstellen! Die Pflegenden werden damit umgehen **müssen.** Es geht – noch einmal! – weniger darum, Verhalten zu verändern, sondern es zuallererst zu verstehen, sodass jede Pflegekraft einen Weg finden kann, damit umzugehen.

Der vielversprechendste Ansatz, sich der Erlebenswelt des Bewohners zu nähern, ist dabei der Perspektivwechsel. „Wir müssen uns nicht nur fragen ‚Was sehe ich?‘, sondern ebenfalls ‚Von wo schauen ich und andere gerade auf die Situation?‘. Diese Übung ist sehr erhellend und hilft, Argumente und Blickwinkel von Menschen verstehen zu lernen" (Grundl 2017, S. 156). Es geht darum zu verstehen, was nicht heißen muss, dass man einverstanden ist! An zentraler Stelle einer Fall- oder Bewohnerbesprechung kann der Moderator dazu aufrufen, quasi kollektiv die Sichtweise des Bewohners einzunehmen. Erich Schützendorf hat ein ähnliches Verfahren bereits mit der „Methode der ‚Gefühlsmäßigen Analogie‘" beschrieben (Schützendorf 1999, S. 90).

Wenn die Besprechungskultur im Pflegeteam gut funktioniert, werden sich die Fälle häufen, bei denen die Betroffenen ein detaillierteres bzw. tieferes Verständnis für „Verhalten" bekommen. In diesem Sinne ist auch der neue Expertenstandard des DNQP zu begrüßen.

> ▶   Beziehungsgestaltung in der Pflege von Menschen mit Demenz setzt ein profundes Verständnis des (herausfordernden) Verhaltens im Pflegeteam voraus, welches im Rahmen einer gut funktionierenden Besprechungskultur erarbeitet werden kann.

3.4.1 Expertenstandard „Beziehungsgestaltung in der Pflege von Menschen mit Demenz"

Der Expertenstandard „Beziehungsgestaltung in der Pflege von Menschen mit Demenz" ist wie die anderen Expertenstandards gegliedert in Struktur-, Prozess- und Ergebnisqualität. Er richtet sich v. a. an die Einrichtungen, in denen Pflege stattfindet. Die Leitungen von Pflegeeinrichtungen sind aufgefordert, die entsprechenden Rahmenbedingungen zu schaffen und gleichzeitig eine Führungskultur zu leben, die Wertschätzung und Förderung der Mitarbeiter zum Ausdruck bringt. Neben der personellen Ausstattung zählen dazu beispielsweise die Möglichkeiten zur Umfeldgestaltung, Möglichkeiten des Eingehens auf demenzspezifische Erfordernisse wie Kontinuität, Wahrnehmungsförderung und Orientierungshilfen sowie Fort- und Weiterbildungsroutinen.

Der Standard beschreibt fünf Handlungsebenen, die im Wesentlichen dem Pflegeprozess folgen. Es geht schwerpunktmäßig darum zu ermitteln, was Pflegefachkräfte brauchen und was sie tun sollten, um Menschen, die neurokognitive

Störungen zeigen – wie Menschen mit Demenz –, Angebote machen zu können, **die das Gefühl, gehört, verstanden und angenommen zu werden sowie mit anderen Menschen verbunden zu sein, erhalten und fördern.**

Es geht also darum, Beziehungen so zu gestalten – und zwar im Rahmen des normalen Pflegealltags –, dass die Lebensqualität verbessert wird. Denn Beziehungen sind ein zentrales Element in der Persönlichkeitsentwicklung, und sie konstituieren und beeinflussen erwiesenermaßen die Lebensqualität.

Absolute Voraussetzung für eine qualitativ gute, dem Stand des pflegefachlich gesicherten Wissens genügende Pflege ist eine personzentrierte Haltung (vgl. Kitwood 2008). Diese Haltung kann nur entstehen, wenn die Institution genau die entsprechenden Voraussetzungen dafür schafft. Personzentrierte Haltung beinhaltet, dass die Pflegefachkraft den Menschen mit Demenz als Person (Subjekt) wahrnimmt und nicht als Objekt einer behandelbaren Erkrankung, also nicht als Gegenstand der Behandlung. Sie muss bereit und in der Lage sein, die Perspektive des Menschen mit Demenz einzunehmen. Herausforderndes Verhalten wird dabei vorrangig als Kommunikationsangebot verstanden.

Eine Trennung von Pflege und Beziehung (oder Betreuung) wird eher nicht angestrebt (vgl. dazu auch: Thomsen 2012). Nicht allein das Was (Erforderlichkeit von Pflege, Unterstützung) als vielmehr das Wie, die kommunikative Ausgestaltung, soll im Vordergrund der Reflexion stehen. Gelingende Beziehungsgestaltung als Ziel erhält dabei auch den Charakter einer Prävention im Hinblick auf herausfordernde Verhaltensweisen. Beziehungsgestaltungsarbeit wird ausdrücklich als Teamaufgabe verstanden.

> ▶ Mit dem Expertenstandard wird das „Wie der Pflege" zum entscheidenden Messwert im Hinblick auf die Qualität pflegerischer Beziehungsgestaltung.

3.4.1.1 Haltung und Diagnose

Auf der ersten Handlungsebene wird beschrieben, welche Haltung und welche Kompetenzen der Pflegenden und ihrer Einrichtungen erforderlich sind. Auf dieser Ebene werden darüber hinaus unter Einbeziehung der Angehörigen **kriteriengestützt** die mit der Demenz einhergehenden Unterstützungsbedarfe in der Beziehungsgestaltung sowie die Vorlieben und Kompetenzen erfasst.

Fragen können sein:

- Ist eine Diagnose (Demenz) gesichert?
- Gibt es Anzeichen für kognitive Defizite?
- Ist ein Kognitionstest (MMST) erfolgt?
- Welche Unterstützungsbedarfe sind beispielsweise aus den Modulen 2 und 3 des Begutachtungsinstrumentes abzuleiten?
- Welche Vorlieben, Gewohnheiten und Antriebe prägen den Menschen mit Demenz?
- Welche Informationen entnehmen wir biografischen Daten?
- Wo braucht der Menschen mit Demenz Unterstützung?

Anmerkung: Der Mini-Mental-Test dient der Diagnostik kognitiver Defizite und sollte hinsichtlich Funktion und Auswertung zumindest den examinierten Pflegefachkräften bekannt sein. Eventuell kann er im Einzel- oder Zweifelsfall als Evaluationsinstrument genutzt werden.

Personzentrierte Haltung beinhaltet:

- Der Mensch mit Demenz wird nicht als medizinisches Problem gesehen, sondern als einzigartiges, selbstbestimmendes Subjekt wahrgenommen.
- Die Pflegekraft zeigt Akzeptanz, Vertrauen und Respekt.
- Die Pflegefachkraft zeigt eine zugewandte, verstehende Haltung.
- Der Pflegekraft ist das Wie (Umgangston, Verständnis, Wertschätzung, Anerkennung) wichtiger als das Was (Erforderliche).
- Die Pflegekräfte des Teams zeigen die Bereitschaft und Fähigkeit, einen Perspektivwechsel vorzunehmen, also die Welt aus der Sicht des Menschen mit Demenz zu betrachten.

In diesem Zusammenhang kann es schon manchmal reichen, wenn Pflegende erkennen, dass es nicht nur darum gehen sollte, „was ein Bewohner oder Klient nicht mehr kann, sondern vielmehr, wie er dieses Nicht-mehr-Können erlebt" (Cora Van der Kooij 2010a, S. 84).

Pflegefachliche Einschätzung
- Die pflegefachliche Einschätzung des Unterstützungsbedarfs in der Beziehungsgestaltung erfolgt
  - *anlassbezogen,*
  - auf jeden Fall aber immer zu Beginn des Pflegeauftrags und
  - unter Einbeziehung der Angehörigen.
- Die Pflegekraft ermittelt Vorlieben und Kompetenzen des Menschen mit Demenz.
- Sie sammelt Daten unter anderem zur Lebensgeschichte.
- Im Zuge dieser Einschätzung können folgende Fragen beantwortet werden:
  - Welche Beobachtungen und Erfahrungen können die Teammitglieder beisteuern?
  - Woran werden kognitive Defizite erkannt?

Fragen im Kontext interdisziplinärer Zusammenarbeit können sein:

- Ist eine Demenzdiagnose erfolgt bzw. gesichert?
- Sind Testergebnisse (z. B. MMST) bekannt und aktuell?
- Ist ein Delir oder eine Depression ausgeschlossen?
- Welche Informationen braucht der Arzt? (Interdisziplinäre Zusammenarbeit)
- Welche Informationen können andere (Physiotherapeuten, Ergotherapeuten etc.) beisteuern?
- Welche Unterstützungsbedarfe leiten sich daraus ab?
- Gibt es Umgangsempfehlungen?

Kriteriengestützte Unterstützungsbedarfe
Erfahrene und gut fortgebildete Pflegekräfte können erkennen, ob ein Mensch Anzeichen einer Demenz zeigt, und zwar hinsichtlich

- Aufmerksamkeit, z. B. ob der Betroffene einem Gespräch folgen kann oder ob er sich leicht ablenken lässt,
- exekutiver Funktionen, ob er noch in der Lage ist, eine Mahlzeit zu kochen (Verlust von Alltagskompetenzen),
- Gedächtnis, z. B. ob er auf Gedächtnishilfen wie Merkzettel angewiesen ist und häufig Dinge vergisst oder ob er sich orientieren kann,
- Sprache, z. B. ob er Wortfindungsstörungen hat,
- Wahrnehmung und Motorik, z. B. ob er Blickkontakt meidet,
- soziale Kognition, z. B. ob er Kommunikation mit anderen meidet.

Eine weitere Möglichkeit kann darin bestehen, auf den Befund im Zuge des neuen Begutachtungsassessments im Rahmen des SGB XI zurückzugreifen, soweit der vorliegt (Begutachtungsassessment: https://www.mds-ev.de/uploads/media/downloads/BRi_Pflege_ab_2017.pdf, abgerufen am 13.10.2018).

Kognitive und kommunikative Fähigkeiten
Das Gesamtergebnis in diesem Modul spiegelt das Ausmaß der Beeinträchtigung von Kommunikation und Kognition wider (Tab. 3.10).

Verhaltensweisen und psychische Problemlagen
In diesem Modul geht es um Verhaltensweisen und psychische Problemlagen als Folge von Gesundheitsproblemen, die immer wieder auftreten und personelle Unterstützung erforderlich machen. Zentral ist bei der Einschätzung die Frage, inwieweit die Person ihr Verhalten selbstständig steuern kann.

Wie oft muss eine Pflegeperson eingreifen/unterstützen (Tab. 3.11)?

Störungen im Bereich Orientierung (s. auch Abschn. 2.1) des Gedächtnisses, v. a. des Kurzzeitgedächtnisses, der Sprache, der Alltagskompetenz, der Compliance, des kommunikativen Verhaltens oder des sozialen Verhaltens können dem Pflegeprofi Handlungsbedarfe anzeigen.

Immer wenn in diesen Bereichen sich Defizite zeigen, können Pflegekräfte versuchen, entsprechende Kommunikations- oder Beschäftigungsangebote auf der Grundlage von Lebensgeschichte und aktuell Erlebtem zu machen.

Besprechungskultur und Teamentwicklung
Hinsichtlich einer funktionierenden Besprechungskultur kommt hier der Einrichtung die **entscheidende Rolle** zu. Und diese Rolle wird noch für viele Heimleitungen angesichts des damit verbundenen Mehraufwands eine oft noch ungeahnte Bedeutung gewinnen. Solchen Mehraufwand gilt es, gegenüber den Prüfinstanzen einerseits und in Pflegesatzverhandlungen andererseits gebührend und detailliert darzulegen. Ein stimmiges Konzept kann und sollte hier pflegesatzrelevant wirken, mithin einen Mehrbedarf an Personal begründen können.

Tab. 3.10 Kognitive und kommunikative Fähigkeiten

Erkennen von Personen aus dem näheren Umfeld	0 unbeeinträchtigt
	1 größtenteils vorhanden
	2 in geringem Maße vorhanden
	3 gar nicht vorhanden
Örtliche Orientierung	0 unbeeinträchtigt
	1 größtenteils vorhanden
	2 in geringem Maße vorhanden
	3 gar nicht vorhanden
Zeitliche Orientierung	0 unbeeinträchtigt
	1 größtenteils vorhanden
	2 in geringem Maße vorhanden
	3 gar nicht vorhanden
Erinnern an wesentliche Ereignisse oder Beobachtungen	0 unbeeinträchtigt
	1 größtenteils vorhanden
	2 in geringem Maße vorhanden
	3 gar nicht vorhanden
Steuern von mehrschrittigen Alltagshandlungen	0 unbeeinträchtigt
	1 größtenteils vorhanden
	2 in geringem Maße vorhanden
	3 gar nicht vorhanden
Treffen von Entscheidungen im Alltagsleben	0 unbeeinträchtigt
	1 größtenteils vorhanden
	2 in geringem Maße vorhanden
	3 gar nicht vorhanden
Verstehen von Sachverhalten und Informationen	0 unbeeinträchtigt
	1 größtenteils vorhanden
	2 in geringem Maße vorhanden
	3 gar nicht vorhanden
Erkennen von Risiken und Gefahren	0 unbeeinträchtigt
	1 größtenteils vorhanden
	2 in geringem Maße vorhanden
	3 gar nicht vorhanden
Mitteilen von elementaren Bedürfnissen	0 unbeeinträchtigt
	1 größtenteils vorhanden
	2 in geringem Maße vorhanden
	3 gar nicht vorhanden
Verstehen von Aufforderungen	0 unbeeinträchtigt
	1 größtenteils vorhanden
	2 in geringem Maße vorhanden
	3 gar nicht vorhanden
Beteiligen an einem Gespräch	0 unbeeinträchtigt
	1 größtenteils vorhanden
	2 in geringem Maße vorhanden
	3 gar nicht vorhanden

Tab. 3.11 Verhaltensweisen und psychische Problemlagen

Motorisch geprägte Verhaltensauffälligkeiten	0 nie oder sehr selten
	1 selten 1- bis 3-mal innerhalb von 2 Wochen
	3 häufig 2-mal bis mehrmals wöchentlich, aber nicht täglich
	5 täglich
Nächtliche Unruhe	S. oben
Selbstschädigendes und autoaggressives Verhalten	S. oben
Beschädigen von Gegenständen	S. oben
Physisch aggressives Verhalten gegenüber anderen Personen	S. oben
Verbale Aggression	S. oben
Andere pflegerelevante vokale Auffälligkeiten	S. oben
Abwehr pflegerischer und anderer unterstützender Maßnahmen	S. oben
Wahnvorstellungen	S. oben
Ängste	S. oben
Antriebslosigkeit bei depressiver Stimmungslage	S. oben
Sozial inadäquate Verhaltensweisen	S. oben
Sonstige pflegerelevante inadäquate Handlungen	S. oben

Fragen in diesem Zusammenhang können sein:

- Gibt es eine Bezugspflegekraft?
- Gibt es gerontopsychiatrisch fortgebildete Pflegefachpersonen?
- Wie steht es mit dem Grundwissen der Pflegekräfte zum Thema Demenz?
- Werden neue Mitarbeiter im Rahmen der Einarbeitung zum Thema Demenz und der Konzeption der Einrichtung unterrichtet?
- Gibt es regelmäßige Fort- und Weiterbildungsangebote?
- Sind die Pflegeteams in der Lage sich selbst zu steuern?
- Gibt es Verfahrensanleitungen zum Assessment und zum Procedere der Fallbesprechungen?
- Werden systematisch und regelmäßig moderierte Fallbesprechungen durchgeführt?

Diese Fragen könnten eine Art Checkliste im Hinblick auf die entsprechenden Kriterien darstellen.

> Eine personzentrierte Haltung und die Kenntnis von Kriterien der mit der Demenz einhergehenden Unterstützungsbedarfe bei gleichzeitiger Berücksichtigung der Vorlieben und Kompetenzen der Betroffenen sowie die Einbeziehung der Angehörigen sind das Sprungbrett für eine professionelle Gestaltung von Pflege.

3.4.1.2 Verstehen und Angebote machen

Auf der zweiten Handlungsebene des Expertenstandards geht es um die Planung und Durchführung der Pflege. Zentral ist hier der Begriff der **Verstehenshypothese,** also wie die Perspektive und das **Erleben** des Menschen mit Demenz von allen an der Pflege beteiligten Personen nachvollzogen und verstanden werden können.

Die Teilnehmer sollen auf der Grundlage einer gesicherten Diagnostik und einer kriteriengestützten Einschätzung der Unterstützungsbedarfe bei der Beziehungsgestaltung bereit und fähig sein, durch einen Perspektivwechsel die Sicht des Menschen mit Demenz einzunehmen, um sein (möglicherweise herausforderndes oder gar normverletzendes) Verhalten besser zu verstehen.

Menschen mit Demenz verlieren nach und nach die Fähigkeit, sich sprachlich angemessen und zielführend bzw. verständlich auszudrücken. Sie drücken sich oft symbolisch aus. Weil sie zunehmend weniger auf digitalsprachliche Ausdrucksformen zurückgreifen können und/oder weil das Thema einer Tabuisierung unterliegt, greifen sie zunehmend auf Symbolhaftes und analoge Ausdrucksformen zurück.

Die Verstehenshypothese ist der gemeinsame Versuch, das Verhalten des Menschen mit Demenz zu deuten, ohne dabei am Ende ganz sicher sein zu können, da unterschiedliche Interpretationen durchaus – auch nebeneinander und gleichwertig – möglich sein können. Ziel soll es sein, das innere Erleben und den subjektiven Sinn der Verhaltensweisen zu verstehen. Fragen zum Charakter, zur Prägung und zu den Antrieben des Menschen mit Demenz erhalten so (vorläufige) Antworten.

Pflegefachkräfte verstehen die Bedeutung verbaler und nonverbaler Interaktionen und können entsprechende Kommunikationstechniken und -varianten anwenden (s. Fallbeispiele). Sie können authentisch bleiben und auf die fluktuierenden (wechselhaften) Zustände des Menschen mit Demenz und auf Unvorhergesehenes flexibel reagieren (Etappenpflege, Wechsel der Bezugsperson …).

Darüber hinaus sind sie vertraut mit den Erscheinungsformen verschiedener Demenzformen, deren typischen Verlaufsformen (Phasen, s. Abschn. 3.3) sowie mit den Wirkungen und Nebenwirkungen von Medikamenten hinsichtlich des Verhaltens von Menschen mit Demenz.

Sie stellen sicher, dass alle an der Pflege beteiligten Personen die Unterstützungsbedarfe im Rahmen der Maßnahmenplanung bzw. die in den Fallbesprechungen formulierten Umgangsempfehlungen kennen.

Je nach Pflegemodell und baulichen Voraussetzungen schafft die Pflegeeinrichtung Angebotsmöglichkeiten, über die eine beziehungsfördernde Pflege und Betreuung gewährleistet werden kann. Beispielsweise:

- geschützte Bereiche für Menschen mit besonders (stark normverletzenden) herausfordernden Verhaltensweisen,
- Materialien und bauliche Gegebenheiten zur Orientierungs- und Wahrnehmungsförderung (Milieugestaltung),
- Veranstaltungen und Gruppenangebote, die die soziale Teilhabe ermöglichen oder unterstützen,
- Beteiligung und Einbeziehung der Angehörigen,
- Unterstützung der Pflegekräfte beim offenen und bewussten Umgang mit persönlichen Grenzen und Schwierigkeiten (Teamgespräche, Supervision),
- Fachweiterbildungsmöglichkeiten der Pflegefachkräfte.

Fragen können sein:

- Wie stark ist die Demenz ausgeprägt? (Phasenmodell)
- Welche Tagesstruktur erscheint angemessen?
- Konnte im Rahmen einer ersten Fallbesprechung eine Verstehenshypothese (für herausforderndes Verhalten) formuliert werden?
- Wie sollte die notwendige Pflege gestaltet werden? (Umgangsempfehlungen/ Wie der Pflege!)
- Wer ist planungsverantwortlich bzw. Bezugspflegekraft? Wer ist Ansprechpartner für die Angehörigen?
- Welche Beziehungsangebote können dem Menschen mit Demenz auf Basis des Einrichtungskonzepts gemacht werden?

▶ Zentral ist der Begriff der Verstehenshypothese, also wie die Perspektive und das Erleben des Menschen mit Demenz von allen an der Pflege beteiligten Personen nachvollzogen und verstanden werden können.

3.4.1.3 Einbeziehung und Beratung der Angehörigen

Im dritten Teil stehen Fragen der Anleitung, Schulung und Beratung sowohl von Menschen mit Demenz als auch ihrer Angehörigen im Mittelpunkt. Neben der Information, Beratung und Anleitung der Menschen mit Demenz ist eine gute Zusammenarbeit aller am Pflegeprozess Beteiligten besonders zielführend. Viele Angehörige sind mit der Situation überfordert, weil ihnen Informationen oder Anregungen fehlen. Daher gehören die Information, Anleitung und Beratung der Angehörigen zu den Aufgaben der Pflegefachkräfte.

Sie gehen auf die Angehörigen zu (proaktiv) und können sie und die Menschen mit Demenz entsprechend dem Krankheitsverlauf angemessen anleiten und gemeinsam mit ihnen das abgestimmte Handeln reflektieren. Im Bedarfsfall werden Angehörige auch in Fallbesprechungen einbezogen. Ihnen können

Anregungen für erinnerungsfördernde Aktivitäten (Erinnerungspflege) gezeigt werden. Erfolgreiche Interventionen werden bewusst gemacht und wirken motivierend. Den Angehörigen können Instrumente und Verfahren zum Selbstmanagement empfohlen werden.

Die Einrichtung kann Informationsmaterial, individuelle Beratung anbieten oder auf Selbsthilfegruppen oder Beratungsstellen verweisen.

Fragen können sein:

- Sind alle an der Pflege Beteiligten über das Krankheitsbild informiert?
- Welche Schwierigkeiten im Umgang sind zu erwarten?
- Welches (normverletzende) Verhalten kann akzeptiert werden?
- Gibt es möglicherweise Auslöser für herausforderndes Verhalten?

▶ Professionelle Pflege von Menschen mit Demenz bezieht Angehörige ausdrücklich und prozessbegleitend hinsichtlich Beratung, Anleitung, Schulung und Kooperation mit ein.

3.4.1.4 Beziehungsgestaltung

Im vierten Teil geht es um beziehungsfördernde Maßnahmen, auf die die Mitarbeiter im Rahmen eines einrichtungsspezifischen Konzepts und unter Berücksichtigung der Individualität und der **Phase der Demenz** zurückgreifen können.

Ausgehend von den aktuellen Gefühlen, Befindlichkeiten und Wünschen, reagieren Pflegekräfte flexibel auf die subjektiven Realitäten der Menschen mit Demenz und schaffen die angemessenen Bedingungen hinsichtlich Wahrnehmung und Orientierung. Sie vermitteln Sicherheit im Zuge einer Lebensweltorientierung, indem sie z. B.

- zugewandt den Menschen mit Demenz ansprechen und Präsenz zeigen,
- die Lebensgeschichte kennen und würdigen,
- Bereitschaft zeigen, symbolische Ausdrucksformen und -inhalte richtig zu deuten,
- sie in ihrer Mundart verstehen,
- ein vertrautes Ambiente und Tagesstruktur anbieten und dabei auf eine Lautstärke und Sprache achten, die dem Kontaktbedürfnis des Menschen mit Demenz entspricht und Kommunikation fördert,
- den Einsatz von Hilfsmitteln im Zuge der Wahrnehmungsförderung sicherstellen,
- abwägen zwischen Realitätsorientierung und Einlassen auf subjektive Realitäten und
- auf die fluktuierenden Zustände empathisch eingehen können.

Angebotspalette

Die Pflegekräfte können situationsangemessen und individuell angepasst auf verschiedene Konzepte und Interventionsmöglichkeiten bzw. auf eine einrichtungsspezifische Angebotspalette zurückgreifen wie beispielsweise:

- sanftes Realitätsorientierungstraining,
- Erinnerungspflege,
- Validation,
- basale Stimulation, Snoezelen und Aromatherapie,
- Singen und Musik,
- Tanzen,
- Puppeneinsatz,
- Lebensrückblick,
- Theater und Lesen,
- Einsatz von Sozial-Robotern,
- Technikeinsatz,
- Kontakt zu/mit Tieren,
- Humor,
- Kochen,
- Gartenarbeit,
- Gesprächs-, Bastel- oder Spielerunden.

(Anmerkung: Realitätsorientierungstraining muss wohlüberlegt eingesetzt werden, man spricht mittlerweile nur von der „sanften Realitätsorientierung". Der Expertenstandard behandelt Realitätsorientierung weder in der Erklärung der Handlungsebenen noch in der Literaturrecherche.)

Aufgaben der Einrichtung
Die Einrichtung verfügt über

- eine einrichtungsspezifische Konzeption mit (einer Auswahl von) demenzphasenspezifischen Angebotsmöglichkeiten,
- ein passendes Lichtkonzept,
- ausreichend Hilfsmittel zur Bewegungsförderung und zur Vermeidung freiheitseinschränkender Maßnahmen,
- ein Bezugspflegekonzept, das die Kontinuität in der Beziehungsgestaltung sicherstellt,
- Verfahrensanweisungen hinsichtlich Frequenz, Indikation und Procedere von Fallbesprechungen und
- legt fest, ob und mit welchen Assessmentverfahren gearbeitet werden soll.

Schwerpunkte der Beziehungsgestaltung
Zu den Schwerpunkten der Beziehungsgestaltung zählt der Expertenstandard:

1. Lebensweltorientierung, z. B. durch eine an der Biografie orientierte Tagesstruktur- und Milieugestaltung, aber auch die Fähigkeit, muttersprachlich zu kommunizieren;
2. Wahrnehmungsförderung, z. B. durch die konsequente Nutzung entsprechender Hilfsmittel sowie durch Orientierungshilfen und einem an der Phase der Demenz orientierten Reizangebot;

3. Wertschätzung und Zuwendung, z. B. durch Präsenz und Bezugspersonen-
   pflege, soziale Teilhabe und die Fähigkeit, situationsbezogen auf subjektive
   Realitäten zu reagieren;
4. spezifische Maßnahmen, wie z. B. durch Singen, Feiern, Ausflüge, Kontakt zu
   Haustieren oder den Einsatz von Puppen oder Stofftieren (s. Angebotspalette).

Die Einrichtung ist aufgefordert, ein Konzept zu erstellen, das – nach Möglichkeit
pflegetheoretisch (Kitwood, Van der Kooij oder andere) fundiert – die Angebote
beschreibt (Snoezelen, Tanzen, Veranstaltungen etc.).
Fragen können sein:

- Welches Pflegemodell liegt zugrunde?
- Welche Angebote sind machbar?
- Welche baulichen und umfeldbezogenen Maßnahmen sieht die Einrichtung
  vor?
- Werden Angehörige gezielt und systematisch mit einbezogen?
- Welche Gestaltungsmöglichkeiten bestehen im Zuge der interdisziplinären
  Zusammenarbeit?
- Welche anderen (Pflege-)Konzepte oder Expertenstandards (Kinästhetik, basale
  Stimulation, Ernährungsmanagement, Sturz) bieten ideale Schnittstellen?

▶   Im Rahmen eines einrichtungsspezifischen Konzepts sollten Mit-
      arbeitende umfassend auf Maßnahmenoptionen zurückgreifen können.

3.4.1.4.1 Exkurs: Von der Validation zum suchenden Reagieren

Validieren ist ein Oberbegriff für insgesamt 3 verschiedene Formen der pflegerischen Validationsmethode:

1. Validation bzw. Validationstherapie nach Naomi Feil,
2. integrative Validation nach Nicole Richard (verstorben 2017),
3. erlebensorientierte Pflege nach Cora Van der Kooij (verstorben 2018)
   (vgl. BMG 2006, S. 88 ff.).

Allen gemeinsam ist die zugewandte, personzentrierte Haltung. Am leichtesten
zu vermitteln sein dürfte dabei die Validationsmethode nach Richard, bei der die
Akzeptanz des momentanen Gefühlserlebens und die Kenntnis der grundlegenden
Antriebe des Bewohners leitend sein dürften. Die Validationsmethode nach Feil
ist in gewisser Weise insofern widersprüchlich, als Feil immer wieder betont,
keine Therapie zu betreiben (nicht zu heilen), gleichwohl über den Verstehens-
und Interpretationsansatz die quasi therapeutische Wirksamkeit entsprechender
Validationstechnik andeutet.
   Am konsequentesten weiterentwickelt hat den Ansatz Cora Van der Kooij.
Sie betont zwar, dass die Anwendung von Validationstechniken oft zielführend
sein kann und beispielsweise in Krisensituationen eine deeskalierende Wirkung

haben kann. Dennoch zeigen ja reale Kommunikationssituationen mit Menschen mit Demenz in der gemeinsamen Auswertung nicht selten, dass auch andere, aber letztendlich durchaus wertschätzende und personzentrierende, „Kommunikationslösungen", eine positive Wirkung haben können. Sie spricht in diesem Zusammenhang von den „positiven Kontaktmomenten". Diese Momente hinterlassen bei den Pflegekräften das Gefühl oder den Eindruck, dass der Kontakt ehrlich (authentisch) und v. a. gleichwertig (Begegnung von Subjekten auf Augenhöhe) war, gewissermaßen Wohlbefinden bzw. Lebensqualität beider Kommunikationspartner konsentiert hat.

Im Gegensatz zu Naomi Feil betont Van der Kooij die Legitimität verschiedener Umgangs- und Kommunikationsformen. Deren Legitimität erweist sich allerdings erst retrospektiv, also im Nachhinein. Es gibt gewissermaßen zwei Kontrollinstanzen, die die Angemessenheit des Kontakts zum Menschen mit Demenz anzeigen oder bestätigen können. Zum einen ist da das Gefühl der Pflegeperson, wenn sie feststellt, dass der Kontakt ehrlich, für beide gewinnbringend und v. a. gleichwertig war. Die Pflegeperson kann dann im Rahmen einer Fallbesprechung von solch einem „positiven Kontaktmoment" berichten, von dem auch andere im Pflegeteam profitieren (lernen) können. Besonders talentierte Pflegepersonen können so ihre meist intuitiv richtigen Entscheidungen transparent machen und zur Sprache bringen.

Eine andere Kontrollinstanz ist der Austausch im Team, wie er besonders im Zusammenhang mit Fall- oder Bewohnerbesprechungen stattfindet. Dort können Korrekturen, Abstimmungen und Umgangsempfehlungen vorgenommen bzw. formuliert werden.

Die Pflegekraft wird nach Van der Kooij immer zwischen zwei Polen in der realen Situation intuitiv wählen (Van der Kooij 2010b, S. 53 ff.). Sie kann mitgehen und validieren, aber sie hat auch die Möglichkeit, gegenzusteuern und ihre Autorität auszuspielen, wenn sie das Gefühl hat, dass es angebracht ist. Diese Entscheidung hängt ab von der Situation und von den Erfahrungen vorangegangener Interaktionen oder durch Vorbilder; denn auch in der Art und Weise des Umgangs schauen wir uns von anderen (älteren und erfahrenen) Pflegenden vieles ab.

Ein weiterer Gegensatzpol ist nach Van der Kooij die Frage, inwieweit die Pflegekraft ressourcenorientiert versucht, den Menschen mit Demenz zu gewünschten oder notwendigen Handlungen zu stimulieren oder zu motivieren. Sie nennt das „Appell". Dies ist die eher favorisierte Form des Umgangs auch im Sinne einer aktivierenden Pflege. Aber im Zuge des Gefühlskarussells, das viele Menschen mit Demenz durchleben und ihre Kommunikationspartner erleben („fluktuierendes Krankheitsbild", s. Expertenstandard S. 67), muss die Pflegeperson sehr häufig vom „Plan" abweichen und die momentane Bedürftigkeit neu einschätzen; sie wird eine (geplante) Pflegetätigkeit dergestalt abändern müssen, dass sie – anstatt nur zu unterstützen oder zu stimulieren – die Handlung wie beispielsweise das Waschen oder Kämmen kurzerhand selbst übernimmt. Diese Entscheidung wird eine talentierte und erfahrene Pflegekraft (im Nachhinein) immer begründen können, wenn sie z. B. die Überforderung wahrnimmt; sie wird aber in der Situation intuitiv auf das fluktuierende Verhalten reagieren. Cora Van der Kooij nennt dies „Prothese".

Aus meiner Sicht kann man im Rahmen des „suchenden Reagierens" noch zwei weitere Pole hinzufügen. So muss die Pflegeperson auch immer eine Entscheidung treffen, ob sie bewusst Distanz wahrt oder die Nähe des Menschen mit Demenz gezielt sucht oder zulässt. Dies hängt unter anderem auch davon ab, in welcher Phase der Demenz sich die Person befindet, aber auch davon, wie vertraut die Personen miteinander sind.

Und schließlich wird die Pflegeperson immer wieder situativ entscheiden müssen, ob sie oder bis wann sie nur dem Menschen mit Demenz in seinem Erleben folgt und sich seinem Rhythmus anpasst („pacing"), also einfach mitgeht, und ob oder ab wann sie die Führung übernimmt („leading") und gar Anleitung geben kann. Menschen in der ersten Phase der Demenz, dem bedrohten Ich, sind häufig angespannt und vielleicht misstrauisch, sie stehen bei zunehmender Desorientierung und dem allgemeinen Kontrollverlust unter einem deutlich höheren Stresspegel, was sich z. B. in einem relativ hohen Muskeltonus zeigt. Wenn eine Pflegekraft also eine demenzkranke Person am Arm hält und sie so gehend auf dem Flur begleitet, kann sie oft am Muskeltonus die Anspannung spüren. Sie wird dann gut beraten sein, die Führung zunächst der demenzerkrankten Person zu überlassen. Und erst wenn sie spürt, dass sich der Muskeltonus lockert, kann es ihr besser gelingen, selbst die Führung bzw. die Richtungssteuerung zu übernehmen (Abb. 3.2).

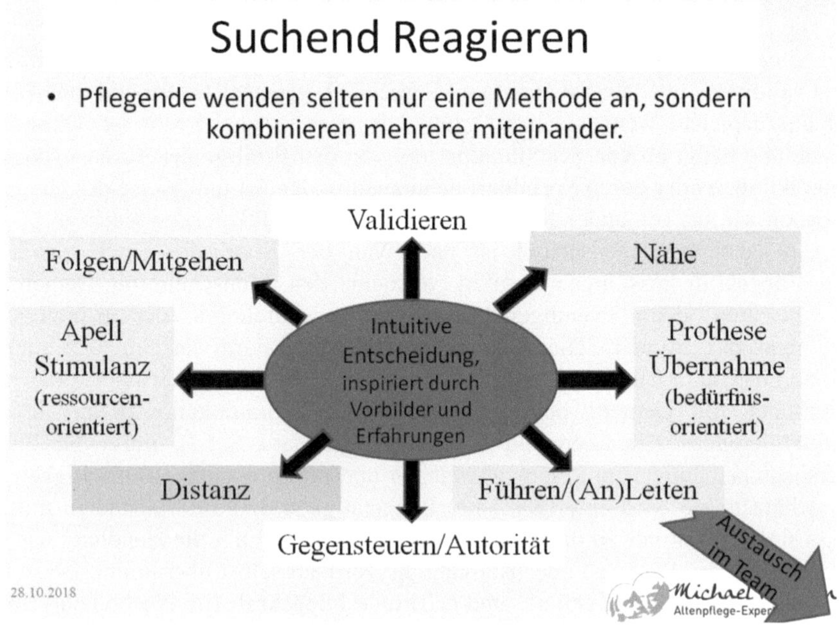

Abb. 3.2 Suchend Reagieren in Anlehnung an Van der Kooij

▶   Professionell Pflegende können nicht allein auf einen gut bestückten Werkzeugkoffer von Angebotsmöglichkeiten für Menschen mit Demenz zurückgreifen, sondern verfügen darüber hinaus über vielfältige Handlungsmöglichkeiten, deren Angemessenheit sich entweder direkt im Zuge der Interaktion zeigt oder die im Nachgang einer systematischen Reflexion des Pflegeteams standhält oder einer neu zu begründenden Kurskorrektur folgt.

3.4.1.5   Befindlichkeiten erfassen

Auf der fünften Handlungsebene des Expertenstandards werden Fragen der Evaluation fokussiert. Es geht um die Fragen wie, woran und womit Pflegeteams die Fortschritte ihrer Beziehungsarbeit erkennen bzw. verdeutlichen können.

Fragen in diesem Zusammenhang können sein:

- Nutzen die Mitarbeiter dazu ein standardisiertes Assessmentverfahren?
- Welche Äußerungen und nonverbalen Signale lassen Rückschlüsse auf das Wohlbefinden zu?
- Finden regelmäßig oder anlassbezogen Fallbesprechungen statt?
- Muss die Verstehenshypothese korrigiert werden?
- Welche positiven Kontaktmomente können berichtet und welche Umgangsempfehlungen können gegeben werden?
- Woran können die Pflegekräfte ablesen, dass der Mensch mit Demenz das Gefühl hat, gehört, verstanden und angenommen zu werden sowie mit anderen Menschen verbunden zu sein?

Im Wesentlichen sollte die Auswertung des Wohlbefindens bzw. der Lebensqualität im Zuge der regelmäßigen und moderierten Fallbesprechungen (oder anderer Reflexionsformen) auf der Grundlage von Lebensgeschichte, Assessments und der Pflegeberichte stattfinden, an deren Ende sich eine Neuformulierung der Verstehenshypothese und der konkreten Unterstützungsbedarfe ergeben kann.

Gegenstand der Auswertung sind:

1. Stimmung und Affekt
   - Gefühle erkennen und bestimmen
   - Hilfe beim Steuern der Gefühle erhalten
   - Reflexion der eigenen Befindlichkeit (Pflegeperson)
2. Beziehung und Interaktion
   - Reduktion von Stress durch eine personzentrierte Kommunikation
   - Durch Vermitteln des Gefühls, gehört, verstanden und angenommen zu werden
3. Tätigsein und Eingebundensein
   - Beschäftigungsmöglichkeiten wahrnehmen
   - Kontakte zu Mitbewohnerinnen und Pflegekräften
   - Demenzphasenspezifische Angebote angenommen

4. Sicherheit und Geborgenheit
   – Anzeichen von Störungen erkennen
   – Verzicht auf FEM (= freiheitsentziehende Maßnahmen; vgl. dazu: Thomsen
     2019)
   – Erkennen von Unruhe, Stress und Schmerzen auch bei Verlust (digital)
     sprachlicher Kompetenz

▶ Der Expertenstandard „Beziehungsgestaltung in der Pflege von Menschen mit Demenz" erfordert insbesondere auf der Führungs- und
  Leitungsebene ein Umdenken in Richtung Besprechungskultur und
  personzentrierter Haltung der Mitarbeiter.

3.5   Fundament – Fall- und Bewohnerbesprechung

„Aber die Zeit war zu knapp gewesen, um alles durchdenken zu können, dafür war es
um ihn her zu chaotisch gewesen. Das Denken musste also jetzt geleistet werden, in der
Gruppe, während sie alle zusammen waren, nur durch die dünne Tür von der Außenwelt
getrennt, in der die Fahndung lief, und wo keine Zeit zum Nachdenken blieb" (Wallander
in Mankells: Die falsche Fährte 2001, S. 454).

Professionell Pflegende müssen sich stets austauschen und Beobachtungen und
Erfahrungen in Bezug auf Kontaktmomente mit Bewohnern oder Patienten mitteilen, um sich hinsichtlich Beziehungsgestaltung gut abzustimmen. Die dafür notwendigen „meetings", wie sie andere Berufsgruppen (Psychologen, Pädagogen,
Sozialarbeiter, Polizisten u. v. m.) ganz selbstverständlich **pflegen,** sprengen allerdings noch vielfach die Budgets der entsprechenden Institutionen oder sind vielfach
unstrukturiert und wenig eingespielt (und verursachen deswegen häufig mehr Konflikte und einen höheren Zeitaufwand). So gesehen kann der Expertenstandard eine
gute Argumentationsgrundlage gegenüber Kostenträgern und politisch Verantwort-
lichen darstellen. Ihnen fehlt oft die (bezahlte) Zeit zum Nachdenken (s. Mankell).

Eine Unterscheidung von Bewohner- und Fallbesprechung halte ich für sinnvoll,
um Klarheit darüber zu bekommen, welches Ziel im Rahmen der Besprechung vorrangig verfolgt werden soll. Zwar geht es in beiden Fällen möglicherweise auch
darum, eine Verstehenshypothese zu entwickeln bzw. zu verwerfen und neu zu
bestimmen und andererseits darum, Unterstützungsbedarfe in der Beziehungsgestaltung zu vereinbaren. Letzteres entspricht vielleicht dem Begriff „Umgangsempfehlungen", wie ihn Cora Van der Kooij verwendet (vgl. Abschn. 4.9).

Zu einer Vorbereitung einer Fall- oder Bewohnerbesprechung bedarf es eines
guten Fundaments. Darüber hinaus sollten das Vorgehen und die Dokumentation
kompatibel sein mit der strukturierten Informationssammlung (SIS). Ferner sollten
sowohl das Was als auch das Wie der Pflege die gebührende Beachtung finden,
und für die von der Pflege Betroffenen und deren Akteure sollte sich daraus eine
transparente Handlungsrichtlinie ableiten und darstellen lassen. Im Rahmen von
Erstgesprächen, pflegefachlicher Beobachtung und Datenerhebung soll bereits die

Personzentrierung wirken. Dazu kann es sinnvoll sein, im Vorfeld Fragen zu formulieren, die das Reindenken in das Erleben des Bewohners stimulieren können.

▶ Eine professionelle Besprechungskultur gehört zum Handwerk des Pflegeberufes.

Muster eines person- und erlebensorientierten Anamnesebogens

Der Anamnesebogen (Tab. 3.12) soll den oben genannten Kriterien (Personzentrierung, Ganzheitlichkeit, pflegefachliche Erfordernisse, Orientierung an der SIS) entsprechen (vgl. https://www.ein-step.de/, abgerufen am 13.10.2018). (Ich habe die erlebens- bzw. personzentrierten Fragestellungen kursiv gesetzt.)

Auf dem Boden solch einer Erhebung durch die Bezugspflegekraft kann eine Bewohnerbesprechung abgehalten werden.

Tab. 3.12 Vordruck Informationssammlung/Erstgespräch

Wie geht es Ihnen? Was bewegt Sie im Augenblick? Was brauchen Sie?   *Was können wir für Sie tun?*
Welche Hilfen wünschen Sie sich von uns?
Stammdaten!
Biografie (Bogen)? Foto? Pflegegrad?
Themenfeld 1: Kognitive und kommunikative Fähigkeiten
Sehen ☐ Brille
Hören ☐ Hörgerät
Kann er Sachverhalte und Informationen verstehen? Aphasie?   Verstehen von Aufforderungen?
Kann er elementare Bedürfnisse mitteilen? (Klingelanlage benutzen?)   Präsenz erforderlich?   Zeigt er nächtliche Unruhe?
Kann er Risiken und Gefahren erkennen? Neglect?   Neigt er zu Verhalten, wodurch er sich oder andere in Gefahr bringt?
Kann er Entscheidungen im Alltagsleben treffen?

(Fortsetzung)

Tab. 3.12 (Fortsetzung)

Ist sein Gedächtnis beeinträchtigt?					
Orientierung	0	1	2	3	Bemerkung
Personen aus dem näheren Umfeld erkennen					
Örtliche Orientierung					
Zeitliche Orientierung					

Demenz (Phase):

☐ Patientenverfügung ☐ Vorsorgevollmacht

☐ Richterliche Genehmigung bei FEM erforderlich?

Nimmt er aus sich selbst heraus Kontakt auf? Beteiligt er sich an einem Gespräch?

Welche besonderen Gewohnheiten hat er?

Was ist kennzeichnend für das Äußere?

Welche Aktivitäten (Hobbys) bevorzugt er? (Musik, Lesen, Fernsehen ...)

Welche Sachen und Dinge haben eine Bedeutung für ihn und warum?

Wie erlebt er sich und seine Situation?

Wann fühlt er Angst, Kummer oder Ärger?

Gibt es konkrete Anlässe?

Motorisch geprägte Verhaltensauffälligkeiten?

Abwehr pflegerischer oder anderer unterstützender Maßnahmen?

Wahnvorstellungen, Sinnestäuschungen?

Beschädigung von Gegenständen?

Aggressives Verhalten? Verbal aggressives Verhalten?

Rufen und Schreien?

Sozial inadäquates Verhalten?

Antriebslos? Apathisch?

Depression?

Welche positiven Eigenschaften fallen besonders auf?

(Fortsetzung)

Tab. 3.12 (Fortsetzung)

Themenfeld 2: Mobilität und Beweglichkeit					
	0	1	2	3	Bemerkung
	0 = selbstständig, 1 = überwiegend selbstständig, 2 = überwiegend unselbstständig, 3 = unselbstständig				
Lagewechsel in liegender Position					
Halten einer aufrechten Sitzposition					
Aufstehen aus sitzender Position/Transfer					
Fortbewegung über kurze Strecken					
Treppensteigen					
Sitzt er bequem oder ist ein angepasster Stuhl notwendig?					
Wie wird der Transfer durchgeführt?					
Was braucht er, damit er sich sicher fühlt?					
Hilfsmittel ☐ Rollator ☐ Rollstuhl ☐ Gehstock ☐ Beinprothese ☐ Trochanterschutz					
Pflege und Mobilität erschwerende Faktoren: ☐ vorbestehende Paresen ☐ Amputation ☐ Kontrakturen ☐ Frakturen ☐ Morbus Parkinson ☐ Osteoporose ☐ Rheuma					

Themenfeld 3: Krankheitsbezogene Anforderungen und Belastungen		
Behandlungspflege/Wunden/Vitalwertkontrollen/Visiten		
<u>Notwendige Kontrollen:</u>	Häufigkeit	Begründung
☐ Blutdruck		
☐ BZ		
☐ Bilanz		
☐ Schmerzen		

(Fortsetzung)

Tab. 3.12 (Fortsetzung)

Was	Häufigkeit	Bemerkungen
☐ Wunde		☐ Fotos
☐ Injektionen		
☐ Intravenöse Zugänge (Port)		
☐ PEG		
☐ Katheter		
☐ Tracheostoma/Stoma		
☐ Absaugen		
☐ Einreibungen, Kälte-/Wärmeanwendung		
☐ Antithrombosestrumpf		
☐		
☐ Blutverdünner (z. B.: Marcumar) ☐ Osteoporose ☐ MRSA		
Medikamente stellen/verabreichen?		
Arztvisiten?		

Themenfeld 4: Selbstversorgung

Wie spät steht er auf? Was machen Sie, um seine Stimmung positiv zu beeinflussen?
☐ Pflegebett   ☐ Lifter/Aufstehhilfe
Wie erlebt er seine Abhängigkeit?
Hat er negative Gefühle während des Waschens (Scham, Angst, Ärger …)?
Hautzustand ☐ Trockene Haut   ☐ Juckreiz   ☐ Intertrigo   ☐ Hautläsionen
☐ Zahnprothese
☐ Toilettenstuhl   ☐ Toilettensitzerhöhung
☐ Belastungsinkontinenz   ☐ Dranginkontinenz   ☐ Überlaufinkontinenz

(Fortsetzung)

Tab. 3.12 (Fortsetzung)

☐ Funktionelle Inkontinenz
☐ Stuhlinkontinenz   ☐ Obstipation   ☐ Dauerkatheter   ☐ Suprapubischer Verweilkatheter
☐ Urinar   ☐ Toilettentraining

Kann:	0	1	2	3	Bemerkung
	0 =selbstständig, 1 =überwiegend selbstständig, 2 = überwiegend unselbstständig, 3 =unselbstständig				
Vorderen Oberkörper waschen					
Kämmen, Zahnpflege/Prothesenreinigung, Rasieren					
Intimbereich waschen					
Duschen oder Baden					
Oberkörper an- und auskleiden					
Unterkörper an- und auskleiden					
Essen					
Trinken					
Toilette/Toilettenstuhl benutzen					
Folgen einer Harninkontinenz bewältigen, Umgang mit Dauerkatheter/Urostoma					
Folgen einer Stuhlinkontinenz bewältigen, Umgang mit Stoma					

Wie wird seine Inkontinenz versorgt?
Kontinenzform/Kontinenzprofil:
Schämt er sich, wenn ihm beim Toilettengang geholfen wird? Wie äußert sich das?
Findet er es schlimm, dass er inkontinent ist?
Will er häufig zur Toilette? Wie reagieren Sie darauf?
Vorlieben Ernährung: Was mag der Bewohner?
Was verabscheut er?

(Fortsetzung)

Tab. 3.12 (Fortsetzung)

Was bedeutet Essen für ihn?
☐ Kostform/Diät: …......................…   ☐ Sondennahrung (Art/Menge) …........................
☐ Schluckstörungen: …...
☐ Exsikkosegefahr ☐ Nahrungsverweigerung ☐ Kachexie
☐ Fehlende Zähne/Zahnprothese   ☐ Übelkeit
Größe, Gewicht: (Kleidergröße)
Flüssigkeitsbedarf:

Themenfeld 5: Leben in sozialen Beziehungen

Wo sitzt er gerne?
Kommt er leicht in Kontakt mit anderen?
Wie verhalten sich die wichtigsten Angehörigen gegenüber dem Bewohner?
Wie wird er gerne berührt?
Vermisst er die Intimität und/oder Sexualität von früher?
Auf wen richtet sich seine besondere Aufmerksamkeit? (Bezugsperson)
Nimmt er zu anderen (Bewohnern) Kontakt auf?
Auf welche Weise erlebt/lebt er den Glauben?
Womit beschäftigt er sich?
Hat er Ziele/Pläne?
Kann er Medien bedienen?
(Ehemalige) Vereinsmitgliedschaften:
Hobbys:

Themenfeld 6: Wohnen – Häuslichkeit – Haushaltsführung

Hat er tagsüber das Bedürfnis zu ruhen?
Wie verhält er sich nachts?
Was können die Angehörigen leisten?

(Fortsetzung)

Tab. 3.12   (Fortsetzung)

| Kann er noch öffentliche Verkehrsmittel nutzen? |
| Ist ein Transfer in ein Auto möglich? |
| Kann er noch Einkäufe tätigen? |
| Kann er finanzielle oder notarielle Dinge regeln? |
| Kann er noch Aufräum- und Reinigungsarbeiten durchführen? |
| Kann er noch Mahlzeiten selbst zubereiten? |
| |
| Möblierung? |

Initial-Assessment:

Dekubitus			Weitere Einschätzung notwendig!	
	Ja	Nein	Ja	Nein
Kognitive und kommunikative Fähigkeiten				
Mobilität und Beweglichkeit				
Krankheitsbezogene Anforderungen und Belastungen				
Selbstversorgung				
Leben in sozialen Beziehungen				
			Braden-Skala	
Sturz			Weitere Einschätzung notwendig!	
	Ja	Nein	Ja	Nein
Kognitive und kommunikative Fähigkeiten				
Mobilität und Beweglichkeit				
Krankheitsbezogene Anforderungen und Belastungen				
Selbstversorgung				
Leben in sozialen Beziehungen				
			Bereits gestürzt	
Inkontinenz			Weitere Einschätzung notwendig!	
	Ja	Nein	Ja	Nein
Kognitive und kommunikative Fähigkeiten				
Mobilität und Beweglichkeit				

(Fortsetzung)

Tab. 3.12 (Fortsetzung)

	Ja	Nein	Ja	Nein
Krankheitsbezogene Anforderungen und Belastungen				
Selbstversorgung				
Leben in sozialen Beziehungen				
Miktionsprotokoll?			Profil, Kontinenzform	
Schmerz			Weitere Einschätzung notwendig!	
	Ja	Nein	Ja	Nein
Kognitive und kommunikative Fähigkeiten				
Mobilität und Beweglichkeit				
Krankheitsbezogene Anforderungen und Belastungen				
Selbstversorgung				
Leben in sozialen Beziehungen				
Medikamente?			BESD, ECPA	
Ernährung			Weitere Einschätzung notwendig!	
	Ja	Nein	Ja	Nein
Kognitive und kommunikative Fähigkeiten				
Mobilität und Beweglichkeit				
Krankheitsbezogene Anforderungen und Belastungen				
Selbstversorgung				
Leben in sozialen Beziehungen				
Trinkplan?			MNA, PEMU	

3.5.1 Struktur von Fall- und Bewohnerbesprechungen

Als Instrument zur Evaluation der pflegerischen Situation fehlen den in Übergaben oder Dienstbesprechungen besprochenen Fällen oft Struktur und Dokumentationsrahmen. Vielfach gehen wertvolle Lösungsansätze verloren oder werden nicht überprüft. Im Gegensatz zu solchen oft zufälligen, narrativen Fallbesprechungen sollten mithilfe von gezielten Fallbesprechungen als wirksames Qualitätswerkzeug in Pflegeteams (oder interdisziplinär) individuelle Pflegesituationen von Bewohnern regelmäßig diskutiert werden, um Lösungswege zu eröffnen. Von Prüfinstanzen empfohlen, finden Fallbesprechungen zunehmend in der professionellen Pflege statt. Allerdings besteht bisher keine begriffliche Klarheit darüber, was genau eine Fallbesprechung ist und welche Ziele sie verfolgt.

Wenn man sich die bestehenden Standards anschaut, fällt auf, dass die meisten „Fallbesprechungen" eigentlich umfassende Bewohnerbesprechungen sind. Zunächst einmal ist aber der Bewohner (oder Patient) kein Fall, sondern ein Mensch mit einer eigenen Persönlichkeit und einem gelebten Leben! Daher erscheint es mir hier sinnvoll, zwischen Bewohner- oder Patientenbesprechung auf der einen und einer echten Fallbesprechung auf der anderen Seite zu unterscheiden.

Die **Bewohnerbesprechung** ist ein geplantes, strukturiertes Gespräch über die Ziele, Wünsche, Ressourcen und Probleme eines Bewohners mit dem Ziel, ein umfassendes Bild vom Leben und Charakter sowie von Beispielen guter Kontakterfahrungen, aber auch problematischen Erfahrungen im Kontext der alltäglichen Pflege zu bekommen und Empfehlungen für den Umgang und die Pflege des Bewohners zu erhalten.

Hingegen ist die **Fallbesprechung** ein geplantes, strukturiertes Gespräch über eine punktuelle Pflegeproblematik, die sich scheinbar nicht sofort lösen lässt, ein konsequentes einheitliches oder interdisziplinäres Vorgehen erfordert oder ein ernstes Risiko für die Bewohnerin oder eine Belastung für andere darstellt (siehe auch: Tab. 3.13).

Reine Fallbesprechungen in der Pflege (im Gegensatz zu Bewohnerbesprechungen) erfolgen in der Regel anlassbezogen oder auf Antrag insbesondere

Tab. 3.13 Vergleich Bewohner- bzw. Fallbesprechung

	Bewohnerbesprechung	Fallbesprechung
Mögliche Ziele	Kongruenz, Wohlbefinden	Problemlösung, Selbstständigkeit
Teilnehmer	Gesamtes Pflegeteam, verpflichtend und weitere Betroffene	Bezugspflegekraft, ausgewählte Interaktionspartner, z. B. Ärzte oder Angehörige
Zeitpunkt/Häufigkeit	Im Rahmen des Pflegeprozesses mindestens 1-mal im Jahr, regelmäßig	Im Rahmen von Übergabe oder Dienstbesprechungen, anlassbezogen, eher unregelmäßig
Dauer	Ca. 1,5 h	5 bis maximal 30 min
Merkmale	Ressourcenorientiert, phasengerecht, erlebensorientiert und personzentriert	Eher problem- und defizitorientiert, immer personzentriert
Inhalte	Gewohnheiten, Ziele und Wünsche des Bewohners, Biografie und Charakter, Pflegeplan, Verstehenshypothese, Absprachen, Umgangsempfehlungen	Ereignisse, z. B. Stürze, Selbstpflegedefizite, herausforderndes Verhalten, Versorgungsprobleme, Auswertung von Pflegemaßnahmen, Lösungsvorschläge, Setzen von Überprüfungsterminen

bei schwer lösbaren Pflegeproblemen oder akut herausforderndem Verhalten. Sie kommen im Kontext von Übergaben sehr viel häufiger vor, als sich Pflegende bewusst machen. Solche „Fallbesprechungen" können ebenfalls mithilfe von strukturierenden Verfahren einer aussagekräftigen Dokumentation zugeführt werden. Gelegentlich werden Fallbesprechungen gezielt angesetzt, zu denen beispielsweise Ärzte, Angehörige oder Spezialisten hinzugezogen werden können, um im Hinblick auf die Lösungen für besondere oder akute pflegerische Herausforderungen übereinzukommen.

Eine besondere Form der Fallbesprechung ist die ethische Fallbesprechung, deren Umfang etwa der Bewohnerbesprechung entspricht. Allerdings werden interdisziplinär mehr Experten oder Betroffene einbezogen, um beispielsweise bei einem Bewohner mit Problemen hinsichtlich der Nahrungsaufnahme eine Entscheidung für oder wider eine Ernährungssonde im Sinne des Bewohners zu klären.

▶ Jede Form der „Fallbesprechung" hat also eine spezifische Zielrichtung und braucht eine je eigene Struktur. Diesem Umstand sollten entsprechende Standards Rechnung tragen.

3.5.1.1 Checkliste für Fall- und Bewohnerbesprechungen
Eine gute Vor- und Nachbereitung von Besprechungen erhöht nicht nur die Effizienz, sondern verbessert darüber hinaus das Arbeitsklima und die Zufriedenheit der Mitarbeiter. Die folgenden Punkte gilt es dabei zu beachten:

- Vor der Besprechung:
  - Termin, Zeit und Ort der Besprechung sind allen Teilnehmern bekannt.
  - Idealerweise haben alle Beteiligten eine Einladung erhalten oder entnehmen die Tagesordnungspunkte dem Protokoll der vorangegangenen Sitzung.
  - Eine Tagesordnung steht fest und der zeitliche Umfang der einzelnen Punkte entspricht der geplanten Gesamtdauer.
  - Der Besprechungsraum ist reserviert.
  - Bei längeren Besprechungen sind Getränke geordert.
  - Bei größeren Teilnehmerzahlen sollte eine Teilnehmerliste herumgehen.
  - Störfaktoren (Telefon, Besucher …) sind ausgeschaltet.
  - Moderation und Protokollführung sind benannt.
  - Ein Laptop für den Protokollführer steht zur Verfügung.
  - Visualisierungshilfen (Flipchart, Beamer, Leinwand) stehen bereit.
- Während der Besprechung:
  - Pünktlicher Beginn!
  - Keine Besprechung ohne Protokoll!
  - Teilnehmer feststellen bzw. Teilnehmerliste kursieren lassen.
  - E-Mail-Adressen für den Protokollversand sind bekannt (Verteiler).
  - „Zeitwächter" ernennen, falls die Moderation umfänglich ist.
  - Zeitdisziplin gilt für alle Teilnehmer. Keine ausufernden Wortbeiträge.

- Störungen werden benannt und priorisiert oder vertagt.
- Alle Diskussionen sind lösungsorientiert!
- Ergebnisse und Abstimmungen werden vom Moderator zusammengefasst.
- Benennung von Verantwortlichkeiten zu erledigender Dinge (Wer macht was bis wann?) und Festhalten im Protokoll.
- Aufschiebbare, unerledigte Themen in den Themenspeicher des Protokolls aufnehmen.
- Gemeinsames Festlegen des Nachfolgetermins
- Nach der Besprechung:
  - Das Protokoll entspricht formalen Kriterien: Datum, Uhrzeit, Ort, Teilnehmer, Moderator und Protokollant, Tagesordnung, Verantwortlichkeiten, Themenspeicher, Rechtschreibung
  - Protokoll mit Einladung für Folgebesprechung versenden.
  - Teilnehmer prüfen ihre Aufgaben/Verantwortlichkeiten und arbeiten sie bis zum gesetzten Datum ab.
  - Folgesitzung (Raum, Materialien) vorbereiten.

3.5.2   Fallbesprechungen – Anlässe erkennen, Lösungen finden

Im Rahmen von Übergaben oder Dienstbesprechungen haften die Mitglieder eines Pflegeteams oft an akuten oder hartnäckigen Problemen, die sich im pflegerischen Umgang oder als identifiziertes Risiko für den Bewohner manifestieren. Leider verpuffen, die dabei „erzählten" Fälle leicht. Es findet keine Dokumentation der Entscheidungen für Lösungsansätze statt. Noch häufiger erfährt das Ganze dann keine systematische Überprüfung oder Weiterentwicklung. Allerdings sind in letzter Zeit vermehrt Versuche gemacht worden, den Fallbesprechungen einen größeren Stellenwert mit entsprechenden Empfehlungen und Standards beizumessen.

Im Gegensatz zu Bewohner- oder Patientenbesprechungen, die regelmäßig, geplant und gut vorbereitet stattfinden, sind hingegen Fallbesprechungen in der Regel anlassbezogen. Die Kunst besteht nun darin, dass leitende Mitarbeiter oder Bezugspflegekräfte die Anlässe als solche identifizieren und zu einer strukturierten, lösungsorientierten Fallbesprechung den Impuls geben und ihr den notwendigen Rahmen verleihen.

Anlässe können sein:

- Stürze,
- Verschlechterung von Gesundheits- oder Ernährungszustand,
- hartnäckige Pflegeprobleme,
- Wünsche und Ziele des Bewohners,
- Beschwerden von Bewohnern oder Angehörigen,
- herausforderndes Verhalten.

Die Pflege eines Menschen ist immer auch Teamarbeit und erfordert ein abgestimmtes, möglichst einheitliches Vorgehen. Daher bieten sich Fallbesprechungen hinsichtlich Problemidentifikation mit neuen Lösungsansätzen in besonderer Weise an. Die Fallbesprechung lebt geradezu von den vielen unterschiedlichen und subjektiven Wahrnehmungen und Erfahrungen der Teammitglieder. Gelegentlich sind auch interdisziplinäre Fallbesprechungen oder die Einbeziehung von Betreuern und Bevollmächtigten angezeigt. Allerdings braucht die Fallbesprechung eine Moderation durch eine leitende Mitarbeiterin oder eine erfahrene Pflegekraft. Diese Aufgabe kann ggf. auch von der Bezugspflegekraft wahrgenommen werden.

Nicht selten ergeben sich Fallbesprechungen spontan im Rahmen der Übergabe. Hier ist es Aufgabe der Schichtleitung, die zentralen Ergebnisse in der Dokumentation zu sichern und in den Pflegeplan zu integrieren. Bei umfangreicheren und bedeutenderen Problematiken, die besonders das abgestimmte Vorgehen und einen effektiven Informationsaustausch erfordern, ist es wichtig, einen eigenen Termin für die strukturierte Fallbesprechung anzusetzen, zu dem evtl. noch Experten oder Betroffene eingeladen werden.

Die in Tab. 3.14 aufgeführten Schritte lassen sich hinsichtlich einer Besprechung differenzieren.

Die Dauer der Besprechung hängt sehr stark vom jeweiligen Fall ab und kann etwa 30 min oder auch mal 60 min dauern. Sie sollte aber 90 min z. B. bei ethischen Fallbesprechungen nicht überschreiten. Manchmal ergeben sich auch im Rahmen von Übergaben spontan Fallbesprechungen. Hier ist es wichtig, Ergebnisse zu sichern und binnen einer angemessenen Frist zu überprüfen.

Tab. 3.14 Schritte einer Fallbesprechung

Schritte	Merkmal	Wer
1. Problemidentifikation	Erkennen von Anlasszeichen	Schichtleitung, Wohnbereichsleitung, PDL, Bezugspflegekraft
2. Impulsgabe, Terminierung, Vorbereitung	Einbeziehen möglichst vieler Teammitglieder, Datenaufbereitung durch Bezugspflegekraft	Pflegeteam, Betreuer, Experten
3. Moderierte Fallbesprechung	Nach festen Regeln und unter Einhaltung des Zeitfensters (Strukturstandard)	Moderation durch Leitungsmitarbeiter
4. Ergebnisdokumentation	Z. B. im Pflegeplan	Protokollant (Bezugspflegekraft) oder Moderator
5. Verlaufsdokumentation	Pflegeberichte, Befunde	Pflegeteam
6. Auswertung	Im Rahmen von Pflegevisite oder Evaluation des Pflegeprozesses	Bezugspflegekraft, PDL

PDL

> Im Zuge von Übergaben ergeben sich oft Fallbesprechungen, deren Ergebnisse festgehalten werden sollten. Darüber hinaus leisten gut moderierte und strukturierte Fallbesprechungen einen Beitrag zur Qualitätsverbesserung.

3.5.3 Durchführung einer Fallbesprechung

1. Fallpräsentation (ca. 5 min)
   Nach der Begrüßung durch den Moderator wird der Anlass der Fallbesprechung genannt. Die Bezugspflegekraft stellt den Bewohner vor. Wichtige Fakten (Diagnosen, Pflegesituation. Lebensdaten) werden aufbereitet. Verhalten und Erleben des Bewohners stehen dabei im Mittelpunkt. Kontakterfahrungen und Beziehungsmuster werden geschildert.
2. Verständnis- und Klärungsfragen (max. 5 min)
   Die Teilnehmer stellen Verständnisfragen.
3. Kommentierung (Blitzlicht) (ca. 10 min)
   Alle mit dem Bewohner in Kontakt stehenden Mitarbeiter ergänzen ihre eigenen Erfahrungen, Eindrücke und Gefühle reihum.
   Externe Fachleute oder Betroffene bringen zusätzliche Informationen ein.
4. Perspektivwechsel (ca. 5–10 min)
   In dieser Phase wird ein bewusster Perspektivwechsel vorgenommen. Die Teilnehmer nehmen die Sicht des Bewohners ein und äußern frei und spontan mögliche Sicht- und Wahrnehmungsmöglichkeiten des Bewohners, schauen quasi durch seine Brille, geben ihm eine Sprache und denken laut. Eventuell wird eine typische Begegnung szenisch dargestellt.
   Alternative Variante oder Ergänzung: Die Teilnehmer sammeln positive Erlebnisse und Kontaktmomente mit dem Bewohner.
5. Lösungsangebote/Umgangsempfehlungen (ca. 5–10 min)
   Die Teilnehmer schlagen Lösungen vor, geben Umgangsempfehlungen und stimmen diese ab.
6. Dokumentation des Maßnahmenplans und Festlegung des Auswertungsmodus (maximal 5 min)
   Der Protokollant sichert die Ergebnisse und notiert, welche Maßnahmen von wem eingeleitet werden, was getan werden soll. Ferner wird geklärt, durch wen, wann und wie der Erfolg ausgewertet werden soll.

> Jede Fallbesprechung sollte einer eingespielten Verfahrensweise folgen.

3.5.4 Bewohnerbesprechung – Ablauf und Schwerpunkte

Im mäeutischen Pflege- und Betreuungsmodell beispielsweise nimmt die Bewohnerbesprechung eine sehr zentrale Rolle im Rahmen des Pflegeprozesses ein. Nach ausführlicher Vorbereitung durch die Bezugspflegekraft, die auf Basis von Pflegeplan und Lebensgeschichte eine **Charakteristik** erstellt und den Bewohner vorstellt, führen alle mit dem Bewohner interagierenden Pflegekräfte weitere Mosaiksteine hinsichtlich konkreter Kontakterfahrungen zusammen. Dabei stehen insbesondere positive Kontakterlebnisse und eigenes wie Bewohnererleben im Mittelpunkt. Ziel der Besprechung sind neben der Formulierung einer Verstehenshypothese v. a. Empfehlungen zur Frage des Umgangs mit dem Bewohner, die der jeweiligen Pflegeprozessphase

1. Empfang und Einzug,
2. Eingewöhnung,
3. Aufenthalt,
4. Abrundung und Abschied
   gerecht werden.

Anlässe für Bewohnerbesprechungen gibt es reichlich. In der Regel handelt es sich um hartnäckige Pflegeprobleme, um Fragen zu Risikosituationen oder um Verschlechterungen des Allgemeinzustandes. Manchmal sind es Beschwerden von Bewohnern oder Angehörigen. Immer gerechtfertigt sind sie bei herausforderndem Verhalten oder wenn der mutmaßliche Wille des Bewohners hinsichtlich bestimmter Entscheidungen unklar ist.

Ziele von Bewohnerbesprechungen können sein:

- Förderung von Kommunikation und Kooperation aller Beteiligten,
- pflegerische oder interdisziplinäre Interventionsplanung,
- Berücksichtigung der individuellen Bedürfnisse und Bedarfe des Bewohners,
- Ermittlung des mutmaßlichen Willens des Bewohners (ethische Fallbesprechung),
- Überprüfung von Behandlungsstrategien und Pflegeplänen,
- Steigerung von Bewohner- und Mitarbeiterzufriedenheit,
- Reflexion des eigenen Verhaltens,
- besseres Verständnis des Bewohners,
- gemeinsame Situationseinschätzung.

Neben einer Moderation bedürfen die Besprechungen einer guten Vorbereitung. Diese Aufgabe kann die Bezugspflegekraft oder die Pflegedienstleitung übernehmen, und sie sollte auch einen Moderator bestimmen. Im Rahmen der mittäglichen Schichtübergabe sollte die Besprechung dann möglichst ungestört verlaufen. Die Bezugspflegekraft sorgt dafür, dass alle Unterlagen (Pflegedokumentation) bereit liegen. Auch sollte im Vorfeld geklärt werden, ob externe Therapeuten, Ärzte oder der Betreuer eingeladen werden.

Es erscheint lohnenswert, im Zuge von Fortbildungen möglichst viele Mitarbeiter in die Moderationstechniken einzuweisen, sodass neben leitenden Mitarbeitern auch Pflegemitarbeiter z. B. im „Cross-over-Verfahren", also aus anderen Bereichen, diese Aufgabe übernehmen können. Zur Vorbereitung gehört auch, dass feststeht, wer Protokoll führt.

▶ Eine gute Vor- und Nachbereitung von Fallbesprechungen bietet eine gute Chance, dass Bewohner- und Mitarbeiterzufriedenheit gleichermaßen wachsen.

3.5.5 Ablauf einer Bewohnerbesprechung

Der Ablauf einer Bewohnerbesprechung, die stets zu oder nach Beginn des Pflegeauftrags erfolgen sollte, orientiert sich daran, welches Pflegemodell die Einrichtung favorisiert. Am Ende einer Bewohnerbesprechung sollten die Teilnehmer in jedem Fall ein „Bild" vom Bewohner haben. Das heißt, auch wenn sie ihn noch nicht persönlich kennenlernen konnten, würden sie ihn bei der ersten Begegnung – und sei es nur am Äußerlichen – erkennen (quasi eine Prüffrage!). Die gezielten Fragen nach dem Aussehen des Bewohners vermitteln dabei nicht allein ein äußeres Bild, sondern ihre Beantwortung kann Rückschlüsse zulassen auf den Charakter und die Gewohnheiten und Vorlieben der Person.

Die Pflegemitarbeiter sollen seinen Charakter kennen, und vielleicht steht am Ende sogar eine Verstehenshypothese für bestimmte (möglicherweise von der Norm abweichende oder herausfordernde) Verhaltensweisen. Eine solche Charakteristik könnte gewissermaßen in einem Protokoll festgehalten und der Pflegeplanung angehören (Tab. 3.15).

Während in den ersten Teilen allgemein Daten gesammelt werden und die Pflegemitarbeiter einen Überblick bekommen über die Lebensgeschichte, Gewohnheiten und Vorlieben sowie über typische Verhaltensweisen und die Phase der Demenz des Bewohners, dürfte der mittlere Teil der entscheidende Teil sein. Denn hier wird ein bewusster Perspektivwechsel vorgenommen, an dessen Ende möglicherweise eine Verstehenshypothese formulierbar wird.

Das Erleben des Bewohners im Hier und Jetzt steht im Mittelpunkt, und die Mitarbeiter richten den Blick besonders auf die Kontaktmomente ihrer pflegerischen Arbeit, die sie als positiv und/oder bereichernd (für beide) erlebt haben. Diese Fokussierung auf das Positive erinnert im Übrigen sehr an die Vorgehensweise von Maria Aarts, die die marte-meo-Methode entwickelt hat (vgl. https://www.martemeo.com/, abgerufen am 31.10.2018, und Berther und Loosli 2015).

Sie sind aufgefordert, darüber zu reflektieren, was der Bewohner braucht, um sich in der Umgebung bzw. in den Momenten der pflegerischen Begegnung sicher und wohlzufühlen. Sie leisten letztendlich auch einen nicht unerheblichen Anteil zur Mitarbeiterzufriedenheit (vgl. auch: Thomsen 2011).

Tab. 3.15 Die Charakteristik als Protokollunterlage

Name:............................　　　　　Datum der Besprechung:			
Geburtsdatum:　　　　.............　　　　　　　　　　....... Jahre			
Grund der Betreuung/Hilfe:			
Seit wann:			
Relevante medizinische Diagnosen:			
Äußere Merkmale:			
Kommentar zum Lebenslauf:			
Gemeinsame Risikenabschätzung (optional)			
Dekubitus			
Sturz			
Mobilitätsstatus, Kontrakturen			
Schmerzen			
Exsikkose, Fehlernährung			
In welcher Phase von Demenz befindet er sich?			

Phase	Bedroht	Verirrt	Verborgen	Versunken
Wo befindet sich der Patient?	Im Hier und Jetzt	Wechselnd zwischen dem Hier und Jetzt und innerer Welt	In zeitloser innerer Welt	In sich versunken, innerer Welt
Augen	Scharfer, auch stechender Blick	Klarer und zielgerichteter Blick, nicht scharf	Aus sich selbst heraus, nicht zielgerichtet	Augen geschlossen
Haltung, Muskeln	Gespannt, stramm und steif	Entspannt	Entspannt oder in ständiger Bewegung	Entspannt oder Kontrakturen
Kommunikation	Wortfindungsstörungen, bagatellisieren,	Zeitverwirrung, Wiederholungen, spontane	Monotone Bewegungen ersetzen Sprache,	Echolalien, Lautketten

(Fortsetzung)

Tab. 3.15   (Fortsetzung)

	leugnen …	Äußerungen, kurze Sätze	Einwortsätze, Singen	
Gefühle	Versucht Gefühle zu kontrollieren, versucht Fassade aufrechtzuerhalten	Gefühle werden frei geäußert	Gefühle äußern sich frei, erkennbar an Mimik	Gefühle werden nicht geäußert
Handlungslogik	Planmäßiges und zielgerichtetes Handeln möglich	In der Regel kein Plan, jedoch zielgerichtet beschäftigt	Kein zielgerichtetes Handeln	Kein zielgerichtetes Handeln
Aktivitäten und Energie	Viel Energie, die Raum braucht, manchmal anstrengend	Kann beschäftigt sein, ist *empfänglich* für Energie von anderen	Ist *abhängig* von der Energie anderer	Geschlossenes Energiesystem
Erleben und Identität	Erlebt sich als jemand mit eigener Identität	Hat Teile seiner Identität verloren	Erfährt sich anders als früher, reagiert auf Appell und Persönlichkeit	Erlebt sich aus basalen Bedürfnissen und Gefühlen heraus
Initiative zu, Kontakt	Zu allen	Dementierende und Versorgende	Nur Versorgende	Nur Versorgende
Desorientierung	Örtlich, situativ meist noch orientiert, kann Alter angeben, Personennamen	Zeitliche Desorientierung, kennt evtl. noch Geburtsdatum, bekannte Personen kennt oder erkennt er nicht mehr	Nur noch vertraute Personen	Erkennt eigenes Spiegelbild nicht

Ergebnis: ....

Welchem Wahrnehmungstypus kann er am ehesten zugeordnet werden?

– Akustisch

– Optisch

(Fortsetzung)

Tab. 3.15 (Fortsetzung)

– Olfaktorisch
– Kinästhetisch
Wie wird der Alltag gestaltet (Tagesstruktur)?
Hilfebedarfe
Angebote, die er gern annimmt:
Was ist typisch für das Verhalten?
Gewohnheiten
Herausforderndes Verhalten/Symbolhandlungen
Eventuell Perspektivwechsel! (Szene)
Wie erlebt er die heutige Situation?

(Fortsetzung)

Tab. 3.15 (Fortsetzung)

Positive Kontakte/Gelungene Pflege:
Türöffner:
Was braucht er, um sich wohlzufühlen?
Verstehenshypothese:
UMGANGSEMPFEHLUNGEN:
Welche anderen Dienste/Hilfen sind in Anspruch zu nehmen?

Fazit

Die Pflege und Betreuung von Menschen mit Demenz erfordert ein Umdenken. Der Pflegeprozess wird nicht allein als Problemlösungsprozess, sondern als Beziehungsgestaltungsprozess verstanden, der eine systematische Reflexion aller am Prozess Beteiligten erfordert. Die Art und Weise der Pflege hat Vorrang bei der Festlegung des Maßnahmenplans und bestimmt die anzuwendenden Methoden. Gelingende Beziehungsgestaltung bringt eine verbesserte Kommunikationskultur mit sich und fördert ein entspanntes Miteinander von Menschen mit Demenz, Pflegenden und Angehörigen.

Literatur

Berther C, Niklaus Loosli T (2015) https://www.martemeo.com/. Zugegriffen: 13. Oct. 2018

Feil N (2010) Validation. Ein Weg zum Verständnis verwirrter alter Menschen, 9., überarbeitete und erweiterte Aufl. Reinhardt, München

Grundl B (2017) Verstehen heißt nicht einverstanden sein. Ullstein, Berlin

https://www.ein-step.de/. Zugegriffen: 13. Oct. 2018

https://www.mds-ev.de/uploads/media/downloads/BRi_Pflege_ab_2017.pdf. Zugegriffen: 13. Oct. 2018

https://www.op-online.de/leben/gesundheit/pflegeexperte-gottlob-schober-swr-interview-vielen-heimen-wird-wuerde-alten-verletzt-9773115.html. Zugegriffen: 13. Oct. 2018

https://www.youtube.com/watch?v=0oWlduhZmGU. Zugegriffen: 13. Oct. 2018

Kitwood T (2008) Demenz, 5. Aufl. Bern, Huber

Mankell H (2001) Die falsche Fährte. dtv, München

Navarro J (2010) Menschen lesen. mvg Verlag, München

Perrin T, May H, Anderson E (2008) Wellbeing in dementia. An occupational approach for therapists and carers, 2. Aufl. Churchill Livingstone und Elsevier, Edinburgh

Schützendorf E, Wallrafen-Dreisow H (1999) In Ruhe verrückt werden dürfen. Fischer TaschenbuchFischer Taschenbuch

Taleb NN (2008) Der Schwarze Schwan. Hanser, München, S 169

Thomsen M (2011) Professionelle Nähe. Altenpflege, Juli, S 36 f.

Thomsen M (2012) Pflegeprozesse – der holistische Ansatz erlebensorientierter Pflegemodelle. BOD-Verlag, Norderstedt

Thomsen M (2019) Fixierungen vermeiden. Springer, Berlin

Van der Kooij C (2010a) Erlebensorientierte Pflege und Betreuung nach dem mäeutischen Pflegemodell. Huber, Bern

Van der Kooij C (2010b) Das mäeutische Pflege- und Betreuungsmodell. Huber, Bern

Die personbezogene Dienstleistung und die Interaktionsarbeit der Altenpflege haben im besonderen Maße mit Gefühlen und Emotionen zu tun. Ob der Umgang damit als eher negativ oder positiv erlebt wird, wird nicht zuletzt durch die Rahmenbedingungen mitbestimmt.

Nicht die offenkundigen Defizite und Funktionseinschränkungen oder Probleme sind Ausgangspunkt der planerischen Betrachtung, sondern die Ressourcen und Bedürfnisse der Person. Ein derartig verstandener Pflegeprozess orientiert sich an der Erlebenswelt und an der Biografie. Entscheidend sind nicht allein therapeutisch-medizinische Ziele, sondern die Bedürfnisse und vermeintlichen Lebensziele des Menschen mit Demenz. Diese Grundhaltung führt wiederum zu einem Pflegehandeln, das sich stets reflexiv auf Vereinbarungen mit dem Bewohner oder auf Umgangsempfehlungen des Pflegeteams beruft. Indem diese und die tatsächliche Pflegehandlung immer wieder reflektiert, besprochen und dokumentiert werden, wird die geplante Pflege begründet und nachvollziehbar.

Wie wenden wir das Ganze auf den Menschen mit Demenz an?
Als in Antoine de Saint Exupérys (o. J.) „Der Kleine Prinz" der kleine Junge nach der Lektüre eines Buches über wilde Tiere im Urwald seine erste Zeichnung anfertigt und die Erwachsenen fragt, ob sie beim Anblick seiner Zeichnung nicht Angst bekämen, antworten diese: „Warum sollen wir vor einem Hut Angst haben?" Die großen Leute, oder soll ich sagen „Die Pflegenden", können den Grund der Angst nicht erkennen (Abb. 4.1).

Dieser Grund zeigt sich ihnen erst, wenn der Junge es mit der aufklärerischen, zweiten Zeichnung verdeutlicht. Es ist eben kein Hut, sondern stellt eine Riesenschlange dar, die einen Elefanten verdaut (Abb. 4.2).

Man kann „Angst" kaum besser in ein Bild gießen! Und Erich Schützendorf in einem Vortrag: „Und die alten, demenzkranken Menschen? Sie können es uns nicht einmal sagen." Man solle – so Schützendorf – den „Kleinen Prinzen" als

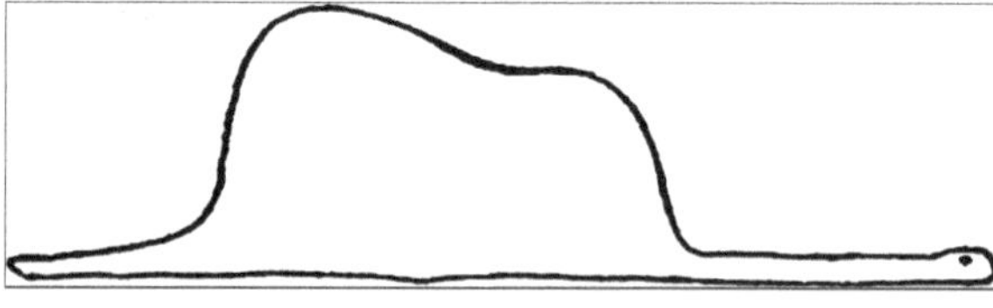

Abb. 4.1 Hut. (Foto: Michael Thomsen aus Antoine de Saint Exupéry: Le Petit Prince, S. 11)

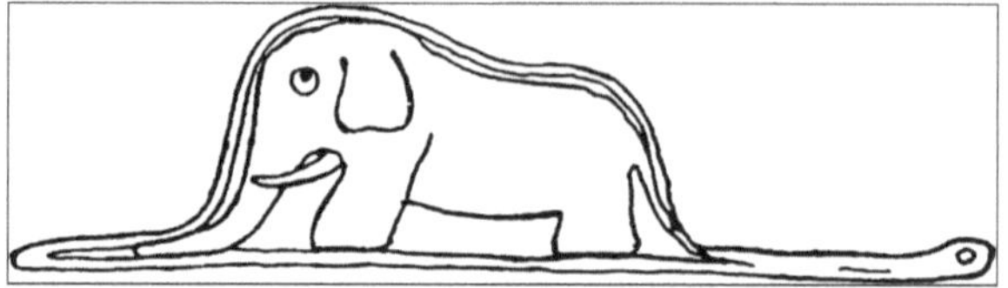

Abb. 4.2 Elefant. (Foto: Michael Thomsen aus Antoine de Saint Exupéry: Le Petit Prince, S. 12)

Fachbuch für die Pflege nehmen (vgl. https://www.youtube.com/watch?v=0oWld-uhZmGU, abgerufen am 05.01.2019).

Was lernen wir aus diesem Bild?
Eine wichtige Herausforderung der Pflege besteht eben darin, das Verhalten von Kindern, von kranken und alten Menschen – (Ist hier das Gemeinsame, das für die Generalistik spricht?) – richtig zu interpretieren. Wir müssen lernen, die Riesenschlange und den Elefanten zu erkennen. Und oft in der Arbeit mit kranken Menschen ist es so, dass wir ohne Interpretationshilfe die wahren Gründe für das Verhalten (Symptome) nicht zu erkennen vermögen. Solche Deutung kann nur unter passenden Bedingungen und – sehr wichtig – im Team gelingen. Dabei geht es nicht um den Hut oder um den Elefanten, sondern darum: Wie gehen wir mit den Gefühlen der Menschen um? Pflege ist nämlich in erster Linie „Gefühlsarbeit" und weil sie das ist, brauchen Pflegende hier die passenden Bedingungen. Die Frage bleibt: Was sind die passenden (Rahmen-)Bedingungen? Ich denke, neben der verbesserten personellen Ausstattung und einer neuen Managementkultur brauchen Pflegende ein ihren Berufserfordernissen angemessenes Verständnis des Pflegeprozesses.

Der Pflegeprozess ist eben nicht allein ein Problemlösungsprozess, sondern in erster Linie ein Beziehungsgestaltungsprozess, der gelingen kann oder nicht. Wir können das „Gelingen" nur schwer fassen und in Worte kleiden, weil wir oft aus dem Bauch heraus, **intuitiv,** handeln. Diese intuitiven Entscheidungen sind dabei sehr oft vollkommen angemessen und entsprechen einem professionellen Berufsverständnis. Aber es fällt uns Pflegenden sehr schwer, unsere intuitiven Entscheidungen den anderen (Ärzten, Öffentlichkeit, Angehörigen etc.) zu erklären. Man kann auch von der Sprachlosigkeit der Pflege sprechen.

Wie funktioniert aber Pflege heute? Eine Geschichte eines persischen Weisen aus dem 14. Jahrhundert „Die Schaulustigen und der Elefant" möge das verdeutlichen:

Man hatte einen Elefanten zur Ausstellung bei Nacht in einen dunklen Raum gebracht. Die Menschen strömten in Scharen herbei. Da es dunkel war, konnten die Besucher den Elefanten nicht sehen, und so versuchten sie seine Gestalt durch Betasten zu erfassen. Da der Elefant groß war, konnte jeder Besucher nur einen Teil des Tieres greifen und es nach einem Tastbefund beschreiben. Einer der Besucher, der ein Bein des Elefanten erwischt hatte, erklärte, dass der Elefant wie eine starke Säule sei; ein zweiter, der die Stoßzähne berührte, beschrieb den Elefanten als spitzen Gegenstand; ein dritter, der das Ohr des Tieres ergriff, meinte, er sei einem Fächer nicht unähnlich; der vierte, der über den Rücken des Elefanten strich, behauptete, dass der Elefant so gerade und flach sei wie eine Liege (Nach Mowlana, zitiert nach: Nossrat Peseschkian 1979, S. 73 f.).

Auch mit dem am weitesten verbreiteten Pflegemodell in Deutschland nach Monika Krohwinkel bleibt heute Pflege entgegen aller Absichten fragmentiert, diskontinuierlich und unsichtbar. Die Teile des Pflegeteams, also die einzelnen Pflegenden, betrachten den Patienten mit ihrer subjektiven Sicht und geben diese in Form von „Pflegedokumentation" zum Besten. Dort steht es dann und bleibt unverbunden mit dem tatsächlichen Handeln der Pflegenden. Jeder hat einen Teil der Information über den Patienten bei sich, seine Art der Pflege im Kopf, aber die Köpfe kommen nicht zusammen. Wenn es gut läuft, findet man vieles in der Pflegedokumentation. Wer lesen kann, ist dann klar im Vorteil. Mehr nicht!

Jahrzehntelang wurden Pflegekräfte im Rahmen der Ausbildung gedrillt, im Pflegeprozess vornehmlich einen Problemlösungsprozess zu sehen, bei dem der Mensch in 13 Teile gespalten und anschließend – ohne ihn wieder zusammengesetzt zu haben – in sechs Schritten durchdekliniert wird. Niemand mag solche Pläne schreiben, niemand mag sie lesen, und die Erfahrungsberichte stehen unverbunden nebeneinander. Deshalb: Vergessen Sie alles, was Sie bisher über Pflegeplanung gelernt haben! Machen Sie sich frei!

Fragen Sie sich stattdessen im Team:

Was **braucht** dieser Mensch?

Was **erlebt** er im Hier und Jetzt?

Was braucht dieser Patient, damit sich seine Selbstheilungskräfte entfalten können?

Was braucht er jetzt und hier – in dieser Kommunikationssituation?

Was brauchen Sie, was braucht Ihr Team, um es ihm geben zu können?

Dies sind die Kernfragen zukünftiger Pflegeplanung in der Pflege von chronisch kranken und alten Menschen. Eine Vielzahl an von Einzelkämpfern gesammelten Informationen ist kein Garant dafür, dass Pflegende die Riesenschlange erkennen. Pflegeplanung sollte Aufgabe des gesamten Teams sein. Jeder trägt in der Besprechung seine Sichtweise bei, sodass ein ganzes Bild entsteht und die Pflegenden auf dieser Basis betreuen und pflegen können. Nicht immer wird durch diese Art der Besprechungskultur ein Problem gelöst. Einen ständig rufenden Bewohner aber besser zu **verstehen,** weil das Verhalten einen Sinn bekommt, kann dem Pflegeteam viel geben.

Wenn die Regie im Sinne der Selbstbestimmung weiterhin beim Gepflegten liegen soll und sich sein Verhalten insbesondere bei psychischen oder bei demenziellen Erkrankungen gar nicht vorhersagen lässt, dann muss die Pflegekraft ihre

Entscheidung im Hinblick auf die Prinzipien pflegerischer Hilfestellung in der Pflegesituation ständig neu wählen. Und sie hat nur zwei Erfolgskriterien:

1. Die Pflegehandlung war für beide erfolgreich bzw. gelungen.
2. Sie tauscht sich dazu im Team aus, und das gegenseitige Feedback wirkt als Korrektiv oder motivierend.

Damit Pflege gelingen kann, müssen Pflegende regelmäßig ihre Arbeit reflektieren!

Die folgenden Fallbeispiele basieren auf eigenen Begegnungen im Zuge meiner Tätigkeit als Krankenpfleger und später als Verfahrenspfleger. Den Plot (= Handlungsstruktur) der Fälle „Die Püppchen" und „Das Butterbrot" verdanke ich Vorträgen von Cora Van der Kooij. Die Namen der beteiligten Personen sind frei erfunden.

Sie können diese Fallbeispiele gerne nutzen für innerbetriebliche Fortbildungen.

Dabei können Sie am Ende gezielt Fragen stellen. Nicht jedes Fallbeispiel ist dafür gleichermaßen geeignet. Und es kommen verschiedene Methoden infrage. Beispielsweise könnte auch in einigen Fällen der Schluss der Geschichte offen gelassen werden, um dann die Teilnehmer dazu aufzufordern, die Geschichte selbst zu Ende zu erzählen oder um-erzählen zu lassen.

Meine Empfehlung ist, das Pflegeteam auf jeden Fall die Phase der Demenz beschreiben zu lassen. Im Einzelfall kann auch die Bestimmung des Wahrnehmungstypus weiterbringen. Zentral wird es sein, dass das Team eine Verstehenshypothese vor dem Hintergrund der Charakteristik und der lebensgeschichtlichen Informationen herausarbeitet, um in einem letzten Schritt neben den pflegerelevanten Problemen Umgangsempfehlungen zu sammeln. (Siehe „Charakteristik" am Ende von Kap. 3.)

4.1   Der Spucker

Er saß am Tisch, den Rücken zum Fenster und starrte auf das Ende der Tischplatte, dahinter gleich die Wand, an der sein Blick nicht mehr weiter heraufzuklettern wagte. Das berühmte Fensterbild von Chagall darüber hing leicht schief an der Wand, mit den Gittern ein Kontrast zum Fenster hinter ihm. Es kann ihm nichts sagen, das berühmte Gemälde, zu fremd und fern von seiner Welt – ohne Engel, Schlangen und Blau. Manchmal streckt er den Oberkörper vor und reicht mit der rechten Hand an die Raufasertapete und spürt mit den Fingerkuppen den kleinen Erhebungen nach. Gebt mir was zum Tasten, damit ich Halt suchen kann, scheint er zu denken! Aber wir wissen es nicht. Er kann es uns nicht sagen (Abb. 4.3).

Ich konnte keine Antworten von ihm erhalten. Auf meine Begrüßung hin lächelte er kurz und drehte wieder das Gesicht mit Blick auf den Tischrand. „So sitzt er fast nur noch", sagte die Tochter und suchte meinen Blick. Ich nickte. Und dann erzählte sie.

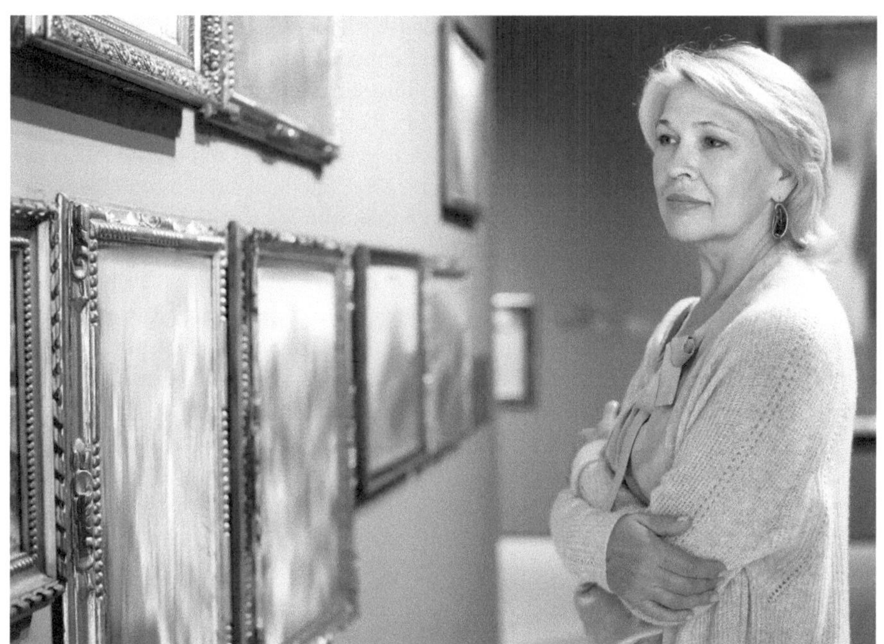

Abb. 4.3 Bildbetrachtung (© Adobe Stock/JackF)

Vom Ausreiseantrag 1991 in Russland. Der Großvater war Deutscher, vor dem 2. Weltkrieg eingesiedeter Landarbeiter. Und – Gott sei Dank – gelang 1993 die Ausreise. Großvater und Großmutter mit dem einzigen Sohn, dessen Frau und deren beide kleine Töchter, eine davon sie selbst, fünfjährig, blond, die Schwester 3 Jahre alt, beides niedliche Mädchen. Zu Hause, damals in Russland, sprachen die Großeltern deutsch. Der Vater nur selten, er war eben meist unter den Einheimischen, im Beruf, in der Schule, beim Einkaufen. Mutter arbeitete in einer Putzkolonne, immer müde und dennoch fleißig und besonders zuverlässig war sie. Vater hatte im Kohlebergwerk gearbeitet, 15 Jahre lang, immer im Staub, das hatte Spuren hinterlassen. Doch als die erste Tochter – sie selbst – auf die Welt kam, begann der Vater in einer Schlosserwerkstatt, denn geschickt war er, immer schon handwerklich versiert und so gründlich. Er begriff schnell und konnte exakt Nachahmen, wusste immer, wie es geht.

Nach dem Aufnahmelager dann eine 3-Zimmer-Wohnung in Delmenhorst, 72 Quadratmeter für die sechs Personen. Die Mädchen schliefen abwechselnd bei Mama oder Oma im Bett. Dann fand der Vater Arbeit in Osnabrück bei einer Baufirma. Sie zogen in einen Vorort von Osnabrück, bauten ein Haus, alle mussten mit anpacken, das waren sie von jeher so gewohnt. „Als Mama plötzlich und sehr rasch an Krebs erkrankte, waren wir Mädchen gerade 10 und 12 Jahre alt, das Elend und den Todeskampf von Mutter habe ich noch immer vor Augen, das hat sich eingebrannt. Oma kam kaum darüber weg, und sie folgte nur ein Jahr später. Aber die alten Männer und wir jungen Mädels haben zusammengehalten. Früh wurden wir selbstständig, und die Pubertät nahm kaum Schaden an uns".

Gleich nach der Hauptschule machte ihre Schwester eine Lehre im Einzelhandel und arbeitet heute als Verkäuferin in einer Osnabrücker Nobelboutique. Sie selbst habe es am Gymnasium bis zur Elften geschafft und dann eine Ausbildung bei einem Rechtsanwalt und Notar gemacht. Dort habe sie auch ihren Mann, einen Polizisten, kennengelernt. Und die beiden haben nun auch eine kleine Tochter, die Schwester sei ausgezogen, und nach dem Tod des Großvaters bewohnen sie nun das geräumige Einfamilienhaus.

Vater arbeitete viel, und sein Haus und der perfekt getrimmte Rasen mit akkurat verlegten Kantensteinen waren sein ganzer Stolz. Sein Arbeitsplatz war stets sicher und sein handwerkliches Geschick ein Zugewinn für die Firma. Erst in den letzten beiden Jahren vor der Berentung gab es manchmal Beschwerden, weil Otto Menzler die Zeit nicht einhielt und länger brauchte, v. a. beim Nacharbeiten. Auch sah er offenkundige Fehler, die von Kunden moniert wurden, nicht ein, bagatellisierte sie oder wies die Schuld von sich. Mit 63 ging er dann in Rente. Das Geld reichte, und das Haus war auch fast abbezahlt, aber so richtig freuen konnte er sich nicht. Überhaupt ging er immer weniger aus sich heraus und prüddelte viel im Keller oder in der Garage.

Was sollte er nun zu Hause? Der Garten war perfekt und der Werkzeugkeller aufgeräumt, die Garage gefegt, das Auto gewaschen. So begann er mit „Reparaturen" im Haus. Treppengeländer wurden neu gestrichen, Schlösser geölt, Lampenschirme und Wascharmaturen gewechselt. Dazu häufige Besuche in den Baumärkten der Stadt. Immer wieder neue Ideen kamen ihm, sogar eine Motorsäge von Stihl wurde angeschafft. Und die sollte noch eine Rolle spielen!

„Was mir zuerst auffiel", wandte sich mir nun die Tochter mit einer kleinen, fast unmerklichen, seitlichen Ruckbewegung des Kopfes zu, „war, dass er nichts mehr im Kühlschrank hatte und am Ende des Monats nicht die vereinbarte Menge vom Haushaltsgeld beisteuerte. Und er hatte – völlig untypisch – Miese auf dem Konto. Wir haben dann mehr hingeschaut, und ein paar Mal ist mein Mann mit ihm zum Baumarkt gefahren, um irgendein teures Teil, für das es gar keine Verwendung gab, zurückzugeben. Nun ist mein Mann ein Hüne von Kerl, 1 m 96 und fast 120 k schwer, und Vater ließ sich zum Glück ‚bekehren'." Sie machte dazu die Geste mit beiden Händen, um mit Zeige- und Ringfinger die Gänsefüßchen anzudeuten.

Einmal, im Juli, hatte er vergessen, die 4-jährige Tochter, sein so geliebtes Enkelkind, vom Kindergarten abzuholen. Die Erzieherin hatte sie auf dem Handy erreicht und gefragt, ob etwas geschehen sei.

> Und als ich dann nach Hause komme, noch in meinem Kleid, das ich nur auf der Arbeit trage, da steht Opa, also mein Vater, im Keller und sortiert Schrauben in Dosen. Er habe völlig die Zeit vergessen, und dauernd sei er durch Telefonanrufe von irgendwelchen Firmen, die Zeitungsabonnements anboten, unterbrochen worden. Dass das so aber nicht gehe, habe ich ihm gesagt. Darauf er: Es sei doch alles gut, die Tochter sei ja nun zu Hause, was sie also wolle. Keinerlei Einsehen von seiner Seite. Und da habe ich am Abend mit meinem Mann beschlossen, dass ich meine Stunden in der Kanzlei wieder reduziere.

Im Großen und Ganzen konnte Herr Menzler durch die Familie gesteuert werden. Kontrollen waren notwendig, die Verständigung wurde schwieriger, und immer häufiger fiel er ins Russische zurück, verstand nicht, wenn die Enkelin, die er oft mit dem Vornamen der Tochter ansprach, ihn nicht verstand.

Und dann passierte es!

> Irgendwann im Oktober. Da kommt mein Mann von der Frühschicht, will in die Garage fahren und sieht im Augenwinkel, wie vom Nachbarhaus etwas Dunkles an dessen Garage vorbei auf ihn zukommt. Er tritt vor Schreck auf die Bremse und sieht, dass das Dunkle die Krone der Rotbuche vom Nachbargrundstück ist, die ihm da quasi entgegenfliegt und zwei Meter vor dem Auto mit den Ästen auf das Pflaster peitscht. Als er die Tür des Wagens öffnet, hört er sie, die Motorsäge. Vater ist eifrig beflissen dabei, die Äste abzusägen. Der Stamm haarscharf an der Garageneinfahrt vorbei, es ist sonst nichts passiert. Nur der Jägerzaun ist hin, aber niemand ist verletzt. Mein Mann auf ihn zu, was er da mache, er solle sofort die Säge ausstellen. Und auch die Nachbarin, leichenblass, erscheint, was um Himmels willen denn das zu bedeuten habe. Und Vater: Das sei bestes und günstiges Kaminholz, der Winter stehe schließlich bevor. Sie können sich vielleicht die erste Sprachlosigkeit in den jeweils zugewandten Gesichtern vorstellen, bis das Donnerwetter der Frau losging. Und Vater hatte kein Einsehen, er war überzeugt **der** Baum gehöre zu **seinem** Grundstück, was alle nur wollten. Und so eine Säge sei ein Segen für die Familie.

Der Tochter sei nun klar geworden, dass hier etwas nicht stimmte. Aber alle Überredungskünste liefen ins Leere. Er brauche keinen Seelendoktor und auch keinen Neurologen, was immer das sei. Aber nach einer Woche schaffte es dann ihr Ehemann, sie wisse heute noch nicht, wie der das geschafft habe, ihn zum Neurologen zu zerren.

Mini-Mental-Status 24 Punkte, er sei dement. Er sei aber doch erst 67 Jahre alt, so die Tochter. Das sei nichts Außergewöhnliches. Er habe die frontotemporale Demenz, die haben viele schon früher, also so Mitte 50, nicht erst im hohen Alter.

„Wir haben es noch 2 Monate ausgehalten, aber es wurde immer schlimmer. Wir konnten ihm einfach nicht mehr vertrauen, und ich mochte ihn am Ende auch nicht mehr mit unserer Tochter alleine lassen. Noch weiter Stunden reduzieren? Keine Chance, mein Arbeitgeber war dagegen. Also suchten wir schließlich ein Heim, ganz in der Nähe fanden wir eins, dieses hier, es war sogar zu Fuß zu erreichen, ein Glücksfall."

So weit die Geschichte der Tochter. Sie saß neben ihm, hielt seine Hand, aber er entzog sie ihr, leckte an den Fingerkuppen und malte mit dem rechten Zeigefinger auf der Tischplatte. „Ist das nicht traurig?", fragte sie. „Er redet kaum noch, sein Deutsch war gut, aber nun brabbelt er nur russisches Kauderwelsch." Wie ich später vom Pflegepersonal erfahre, war es auch nach einiger Zeit nicht mehr durch die Russisch sprechenden Kolleginnen möglich, sich mit ihm adäquat zu verständigen.

Das Amtsgericht hatte mich beauftragt, ich solle binnen 4 Wochen eine Stellungnahme abgeben zu den Fixierungsmaßnahmen. Nun sehe ich ihn hier in seinem Einzelzimmer sitzen und sehe keine Vorrichtungen. Erst beim Anheben der Bettdecke entdecke ich ihn, den Fixiergurt der Firma Segufix. Und wieder, wie in vielen Heimen, wo noch mit Bauchgurt fixiert wird, ohne die vom Bundesinstitut für Arzneimittel und Medizinprodukte vorgeschriebene Schritt- und Seitensicherung.

Seit fast einem Jahr werde er nun nachts auch im Bett fixiert, er sei zeitweise umtriebig und mittlerweile stark sturzgefährdet, die Tochter wolle nicht, dass er wegen eines Knochenbruchs auch noch ins Krankenhaus müsse. Ob er noch gehen könne, frage ich. Nur noch kurze Strecken, sagt sie, aber das gehe nicht ohne Begleitung. Nicht dass sie schon wieder wegen eines Sturzes mit Verletzungsfolgen mitten in der Nacht angerufen werde.

Und dann lese ich es im Beschluss des Amtsrichters:

Ihr Vater wird tagsüber im Zimmer eingeschlossen! „Wie das?“, frage ich mit hochgezogenen Augenbrauen. So einen Fall hatte ich noch nicht. „Ach, wissen Sie“, antwortet sie, „als er vor zweieinhalb Jahren hier einzog, war ja am Anfang alles noch in Ordnung. Er kann hier nicht einfach abhauen und womöglich wieder bei uns zu Hause Chaos anrichten. Die Türen der Station sind mit Trickschlössern gesichert. Und er ist am Anfang hier ganz friedlich so lange über die Flure geschlürft, bis ihm jemand sein Zimmer gezeigt hat. So weit, so gut. Dann hat er aber angefangen zu spucken“.

„Wie? Zu spucken!?“, frage ich ganz entgeistert.

Na ja, erst hat er auf den Boden gespuckt oder gegen die Scheibe im Wohn-Ess-Bereich. Das hat v. a. die Damen auf der Station aufgebracht. Die drohten mit Kündigung und beschwerten sich bei der Heimleitung. Dann hat er in die Hände gespuckt oder sie geleckt und alles Mögliche angefasst. Das ist ja auch ekelig, mal abgesehen von der Hygiene, nicht wahr? Was meinen Sie, was hier los war? Ich wurde bei meinen Besuchen beschimpft von Angehörigen anderer Bewohner. Das Pflegepersonal konnte das auch nicht verstehen, und sie wussten sich keinen Rat. Da haben sie mich gefragt, ob ich den Vater nicht woanders unterbringen könne. Die Medikamente zeigten auch keine Wirkung, der Neurologe hatte ein Neuroleptikum verschrieben. Zwar spuckte er danach weniger, aber er fasste alles mit seinen Leckfingern an, sodass sich auch das Personal zu ekeln begann. Wir, mein Mann und ich, haben lange mit der Heimleiterin gesprochen, aber nach uns zu Hause konnte er nicht, und ein anderes Heim in der Nähe zu finden war fast unmöglich. Es gibt in der Gegend kein Heim, das auf solche ‚Fälle‘ eingerichtet ist. Wir wollten so einen Umzug für ihn auch nicht schon wieder. Dann hatte mein Mann die Idee, ihn tagsüber im Zimmer einzuschließen, wie man es auch im Gefängnis macht. So könne er andere nicht belästigen oder gefährden. Außerdem nehme er ja eh keinen normalen Kontakt mehr auf. Er sprach zu der Zeit auch kein Deutsch mehr. Ich fand das erst gar nicht gut, hatte aber keinen besseren Vorschlag, zudem war er immer schon ein Einzelgänger gewesen, sodass ich dann beim Amtsgericht dafür eine Genehmigung beantragte. Der Richter fragte damals mehrfach nach, ob es keine andere Lösung gebe, aber er hatte schließlich ein Einsehen. Und Sie, was wollen Sie jetzt machen?

„Nun ja, zuerst einmal muss ich mir ein Bild verschaffen und mit allen Beteiligten sprechen“, erkläre ich ihr.

Warum das Bettgitter denn hochgezogen werde, frage ich nach. „Ja, da müssen Sie die Pflegekräfte fragen, die haben das angeregt, weil er immer häufiger auf dem Boden liegend vorgefunden wurde, meistens nachts. Und einmal hat er am Kopf so stark geblutet, dass er zum Nähen in Krankenhaus musste.“ „Und der Gurt?“, frage ich nach. „Na ja, der nutzt ja nicht mehr die Klingel, sondern will dann sofort aufstehen und ist wohl einmal nachts übers Bettseitenteil geklettert. Das war, als er am Kopf genäht werden musste".

Sie müsse aber nun auch los, das Kind vom Kindergarten abholen. Wir verabschieden uns und vereinbaren einen Telefontermin.

Ich suche die zuständige Pflegekraft. Als sie mich ins Dienstzimmer bittet und die Gummihandschuhe auszieht, bekomme ich ein schlechtes Gewissen. Ich weiß, dass sie viel zu tun hat. Die Pflegeschülerin beginnt schon mit dem Austeilen des Mittagessens. Die beiden sind scheinbar allein für die 18 Bewohner hier auf dem Wohnbereich zuständig. Immer wieder schaut die Schwester zur Tür und bemüht sich, meine Fragen geduldig zu beantworten. „Ach", sagt sie plötzlich, „kommen Sie! Ich muss bei Herrn Menzler eh das Essen reichen, da können wir weiter sprechen". Ich folge ihr in das Zimmer, es ist durchaus ansprechend, beinah gemütlich, persönlich eingerichtet und sehr geräumig. Sie stellt das Tablett ab und hebt den Deckel vom Teller. Drei Häufchen mit pürierter Nahrung erinnern mich an Eiskugeln.

Nachdem sie ihm eine Stoffserviette mit Druckknöpfen, wie sie auch kleine Kinder erhalten, umgelegt hat, frage ich sie, warum es püriert sei und seit wann er nicht mehr alleine esse. Das sei schon eine ganze Zeit, er könne nicht mehr mit Messer und Gabel hantieren, sondern habe irgendwann angefangen, mit den Fingern ins Essen zu greifen, eine Riesensauerei sei das gewesen. „Und warum püriert?", frage ich nach. „Na erstens geht es einfacher – und schneller –, und zweitens fehlen ein paar Zähne, die Prothese ging schon 2-mal verloren. Er nimmt sie immer wieder heraus".

Meistens sei er gut führbar, selten zeige er aggressives Verhalten. Allerdings könne er aufgrund der massiven und teilweise andere nicht nur belästigenden, sondern auch gefährdenden Verhaltensauffälligkeiten nicht am gemeinschaftlichen Leben auf dem Wohnbereich teilnehmen. Darüber hinaus bestehe eine gewisse Gefahr, dass er sich verirrt und den Wohnbereich und das Gelände unbemerkt verlässt.

Man könne ihn noch zur Toilette begleiten, er sei sehr wackelig und kurzschrittig, alleine gehe es nicht. Einen Rollator nutze er nicht, weil er ihn vergisst und nicht weiß, was er damit soll. Mittlerweile bleibe er tagsüber ganz friedlich im Stuhl sitzen und man gehe dann zwischendurch mit ihm zur Toilette. Ich frage, warum man das denn nicht auch nachts mache. Die Nachtwache mache das auch meist, aber mit dem Bettseitenteil und dem Gurt sei das ein ziemlicher Aufwand, und sehr oft sei er eh eingenässt. Dann wechselt sie die Vorlage, manchmal muss sie auch das Bett neu beziehen. Ob das Bettseitenteil und der Gurt denn wirklich nötig seien, wenn er doch in Begleitung gehen könne, frage ich nach. Die Nachtwache habe aber Angst, dass er zwischen den Kontrollgängen wieder aufstehe.

Mir reichen diese „Argumente" nicht, und ich vereinbare mit ihr, dass die Heimleitung bitte eine Kontaktmatte oder einen Bewegungsmelder vor dem Bett von Herrn Menzler anbringen lässt. Tatsächlich ergibt ein kurzes Telefonat, dass die Einrichtung solches Equipment vorhält. Keine Selbstverständlichkeit. Die Nachtschwester solle die Frequenz der nächtlichen Kontrollgänge bei Herrn Menzler 2 bis 3 Nächte erhöhen und ihn 1-mal zur Toilette begleiten.

Ich spüre ihren skeptischen Blick, und dann wagt sie es doch zu sagen: „Na, das wird aber echt nicht leicht. Da wird die Nachtwache wieder ganz schön lärmen". „Um wen geht es denn hier?", frage ich sie und biete an, auch selbst mit der Nachtschwester zu telefonieren, aber sie wimmelt dann ab. Es werde schon gehen. „Rufen Sie mich bitte in 2 bis 3 Tagen an, wie es verlaufen ist!" „Machen wir!", sagt sie und schreibt etwas in eine Kladde. Beim Wort „Wir" werde ich dann doch unruhig und reiche ihr meine Visitenkarte. Ich weiß, dass bei den Schichtwechseln in der Pflege nicht immer alles über „Übergaben" weitergeleitet wird. Daher möchte ich wissen, wer mich wann zurückruft. Sie schaut auf den Dienstplan und sagt. „Ich habe übermorgen Frühdienst. Ich rufe Sie an." (Und ich hoffe, dass sie nicht krank wird, und niemand sonst dann diese Aufgabe erledigt.).

„Halt!", sage ich, als sie sich schon verabschieden will. „Noch eins! Ich möchte, dass sie im Pflegeteam mit der Pflegedienstleitung eine Fallbesprechung abhalten. Vielleicht nächste Woche. Und ich komme gern dazu. Sie sollten das der Pflegedienstleiterin ausrichten, und das Ganze sollte gut protokolliert werden. Haben Sie jemanden im Haus, der gut moderieren kann?" „Das weiß ich nicht, aber ich werde meine Vorgesetzte informieren".

Als 2 Tage später kein Anruf kommt, rufe ich auf dem Wohnbereich an. So eine Wiedervorlage ist ja schon eine tolle Sache! Und ich frage nach.

Der Pfleger am Telefon spricht noch zu einem Bewohner, als ich ihn am Hörer hab, und kommt gleich zur Sache. „Entschuldigen Sie, aber Schwester Katja hat die Schicht tauschen müssen, und da hat sie es wohl vergessen. Und – Herr Thomsen – Sie hatten recht. Wir lassen jetzt den Gurt weg, und das Bettgitter bleibt auch unten. Herr Menzler hat gut geschlafen, und als die Nachtwache einmal reinkam und er wach wurde, ist sie mit ihm zur Toilette gegangen, und der hat dann ganz ruhig weitergeschlafen, beide Nächte – kein Problem. Und ja – wenn er doch mal aufsteht, dann geht ja der Ruf von der Klingelmatte auf das Handy der Nachtschwester. Wenn sie rasch kommt, kann sie ihn dann begleiten. Wir hoffen nur, dass wir es immer zeitnah schaffen. Bei 2 Nachtschwestern und 89 Bewohnern kann das schon mal dauern!"

„Was ist mit der Fallbesprechung?", frage ich nach, bevor er wieder auflegen kann. „Da weiß ich nichts von!", antwortet er. „Erst mal vielen Dank für Ihre Auskunft, ich klär das mit der Leitung. Auf Wiederhören."

Die Pflegedienstleiterin kann ich nicht erreichen, und so versuche ich es mit der Heimleiterin. Ich erkläre ihr mein Ansinnen, und sie kommt mir gleich entgegen. „Eine Fallbesprechung ist in diesem Fall eine gute Idee." Ich erkläre ihr, dass ich gern dazukommen würde und wer moderieren soll. „Ich könnte mir vorstellen, dass das Herr Schütze machen kann. Er ist Seelsorger im Haus, ein alter Studienkollege, wir haben mal zusammen ein Seminar besucht. Er ist hauptberuflich Psychologe." „Sehr gut! Es sollten möglichst viele Pflege- und Betreuungsmitarbeiter dabei sein." „Ich gebe Ihnen Bescheid, wann wir die Besprechung abhalten".

Dienstag, Punkt 13:30 Uhr.

Diese Besprechung ist anscheinend durch den Flurfunk gegangen und nicht gewöhnlich, alle sind pünktlich. Es gibt einen ausreichend großen Besprechungsraum in der Einrichtung. Acht Mitarbeiter, die Pflegedienstleiterin und Herr

Schütze sind anwesend. Ich fand im Vorfeld Gelegenheit, Herrn Schütze in einem längeren Telefonat die Problematik ausführlich zu schildern. Und so übernimmt er auch gleich die Regie. Die Mitarbeiter kennen ihn. Ich staune über die hünenhafte Gestalt mit den breiten Schultern und dem Kurzhaarschnitt. So sieht doch kein Psychologe aus, denke ich. Die Pflegedienstleiterin erklärt sich bereit, das Protokoll zu führen.

Nach der Begrüßung bittet Herr Schütze die Bezugspflegekraft, Schwester Katja, den Fall zu schildern. Interessanterweise verlieren Pflegekräfte durch Weglassen des Nachnamens irgendwie ein Stück ihrer Identität, denke ich. Vielleicht wollen sie nicht greifbar bleiben. Dass ihnen dadurch der Hauch von Professionalität und Würde genommen ist, scheint sie nicht zu stören. Katja beginnt, und ich werde aus meinen Gedankengängen gerissen.

Sie schildert das, was ich schon weiß, und würdigt ausdrücklich, dass man sich gegenüber der Dauernachtwache habe durchsetzen können hinsichtlich der Bettfixierung. „Mann!", denke ich und lass ihr den Erfolg!

Herr Schütze fragt nach den Diagnosen und lässt sich erklären, was frontotemporale Demenz bedeutet. Die Pflegedienstleiterin schaut von den Dokumentationsunterlagen auf. „Ein Mini-Mental-Status lässt sich nicht mehr erheben. Laut Reisberg-Skala ist er auf Stufe 7, das entspricht kognitiv etwa der Stufe eines Einjährigen." Sie ist gut vorbereitet und sucht mit Fachwissen zu glänzen. Und sie ahnt gar nicht, wie wertvoll ihr Beitrag ist!

„Ich habe einen 14 Monate alten kleinen Sohn. Er kann noch nicht sprechen, brabbelt und spricht manchmal Silben nach. Lustig ist es, wenn er das Hundebellen nachmachen will: Huh, huh! Wenn er etwas will, zeigt er mit dem Finger auf die Dinge, oder er murrt, wenn ihm ein Wunsch nicht gewährt wird." Zwei Pflegerinnen schauen sich an, und die eine hebt die eine Augenbraue. Herr Schütze fährt unbeirrt fort, obwohl er die abschätzige Mimik registriert hat. „Er, ich meine Herr Menzler, kann also seine Bedürfnisse nicht mehr **normal** mitteilen?" Das Schweigen wird vom Nicken einiger Teilnehmer gefüllt.

Nach ein paar Sekunden fährt er fort. „Mein Sohn kann den Löffel noch nicht selbst zum Mund führen. Heute habe ich ihn gelobt, weil es schaffte, das Stück Banane nicht von der Gabel zu nehmen, sondern sich zielsicher die Gabel mit der Banane an der Spitze selbst in den Mund zu schieben. Ich freue mich darauf, wenn ich ihm nicht mehr das Essen anreichen muss".

Kurze Pause. Und Herr Schütze vervollständigt: „Und trocken ist er natürlich auch noch nicht!" Keine Kommentare.

„Ist **das** Herr Menzler?", fragt er provokativ.

Eine Mischung aus amüsierten und nachdenklichen Gesichtern wartet erst mal ab, bis sich schließlich der Pfleger wieder meldet. „Sven" lese ich auf seinem Namensschild. Die Pflegekräfte sträuben sich, in solchen Analogien zu denken, und so verteidigt Sven Herrn Menzler. „Herr Menzler ist doch kein Kind, er hat ein Leben gelebt, hat hart gearbeitet, war eine Persönlichkeit".

Sven wird das „war" zum Stolperstein, denn Herr Schütze schiebt sofort nach: „Sicher **war** er das! Ist es wohl auch noch! Oder? Ich denke, mein Kleiner ist schon auch eine Persönlichkeit, finde ich wirklich. Mein Sohn verdient also seine

Persönlichkeit – auch ohne Leistung?" Kurze Pause. „Und wenn er wieder mal spuckt oder rumschreit, dann – na ja, Sie wissen ja, wie Kinder sind!"

Ich bin tief beeindruckt. Was Herr Schütze hier scheinbar naiv an Vergleichen auffährt und es schafft, die Gruppe ins Grübeln zu bringen. Das hätte ich nie von ihm erwartet, und ich frage mich, ist es wirklich naiv, oder welches Kalkül steckt dahinter? Chapeau! Ich befürchte nur, nicht allen im Team geht diese Mixtur von Tiefgründigkeit und Evidenz ins richtige Oberstübchen.

„Was können wir zu seiner Persönlichkeit denn sagen? Wodurch ist sie geprägt?"

Katja: „Er war mehr so ein Einzelgänger, sagt die Tochter, hat gern gewerkelt. Nun – er war handwerklich sehr begabt, hat viel mit seinen Händen geschafft. Seine Hände waren sozusagen sein Sprachwerkzeug." „Er drückt sich also mit den Händen aus? Was noch?" Und die Pflegekräfte steuern noch weitere Anekdoten und biografische Details bei.

Herr Schütze fragt nun nach, was es mit dem Einschließen auf sich habe. Man habe es am Anfang toleriert und beobachtet, bei den anderen Bewohnern und Angehörigen um Verständnis gebeten, kommentiert Katja. Daraufhin stimmen weitere Pflegekräfte ein und betonen Hygieneprobleme und dass sie es den anderen Bewohnern nicht vermitteln können. Auch sei es ein nicht unerheblicher Mehraufwand, wenn man immer wieder die Speichel- und Leckspuren wegwischen müsse. Man könne die anderen Bewohner **auch** verstehen.

„Wir haben uns schon viele Gedanken gemacht", so Schwester Katja. „Wir können uns das überhaupt nicht erklären und haben alles Mögliche versucht. Mit Strenge und Schimpfen, mit Ablenkung und Geduld, haben bei der Tochter nachgefragt, ob es schon vorher so war, ob sie sich das erklären könne, nix, alles für die Katz!"

„Im Gefolge ihrer medizinisch geprägten Ausbildung neigen Pflegekräfte dazu, immer nach Ursachen zu suchen. Für Verhalten und Symptome. Den Dingen auf den Grund zu gehen. Sie fragen nach dem Warum". ·

Herr Schütze macht eine kurze Pause, lässt das Gesagte wirken. „Aber vielleicht ist es manchmal viel einfacher und besser, an der Oberfläche zu bleiben und einfach zu schauen, was wir sehen. – Anstatt nach dem Warum, nach dem **Wie** fragen!"

„Was wollen Sie uns damit sagen, Herr Schütze?", fragt der Pfleger, mit dem ich die Tage vorher telefoniert hatte.

„Nun ja! Wie sieht das denn aus, wenn Herr Menzler spuckt? Mag es jemand zeigen oder vormachen?"

Sven: „Also, er spuckt vor uns auf den Boden, meist so, dass es etwas seitlich ist, nie direkt." „Wenn die dreijährige Tochter meines Nachbarn sagen will, dass sie etwas nicht machen will oder sauer auf eine Spielkameradin ist, dann macht sie oft: ‚Pöh!' – ein Spucken ohne Spucke quasi".

Kurze Pause. „Also Herr Menzler kann nicht mehr sagen, dass er etwas nicht will oder dass er eine von Ihnen nicht leiden mag, was macht er? – Er spuckt! Ist das nicht eine Missfallensgeste?" „Ja – so könnte man es interpretieren", sagt

Katja nachdenklich. „Er kann uns ja nicht mehr **normal** sagen, was er will oder was er nicht will."

„Machen wir da doch mal gleich weiter: Wenn Herr Menzler in die Hände spuckt, wofür könnte das ‚symbolisch' stehen?" Herr Schütze macht dazu die Gänsefüßchengeste mit Zeige- und Mittelfinger beider Hände. Und jetzt wagt sich Carolin aus der Deckung, die bisher geschwiegen hatte: „Er will sagen: Wo steht das Klavier? Ich will etwas tun!" „Richtig!", fällt nun Simone ihr fast ins Wort: „Er ist unterfordert; er kann mit seinen Händen nicht das machen, wozu er sie sein ganzes Leben erfolgreich gebraucht hat!"

Das Eis ist gebrochen!

Die Mitarbeiter haben begriffen! Sie werden keine Erklärungen finden, sondern sie können nur versuchen zu verstehen. Sie werden Herrn Menzlers Verhalten nicht wirklich **ändern** können. Sie müssen sein herausforderndes Verhalten einfach nur richtig deuten. Sie sind zunächst herausgefordert, das „Symbolische" zu verstehen. Sie müssen ihn so akzeptieren, wie er ist; müssen schauen, wie sie lenken und die Beziehung gestalten können. Wenn sie Verständnis des **Wie** haben, dann haben sie eine Grundlage. Der Boden ist bereitet. Und nun sprudelt es an Ideen, die vorher nicht gesehen wurden oder man nicht wagte zu äußern.

„Wir könnten ihm diese weißen Handschuhe anziehen, die Bewohner bekommen, die sich dauernd kratzen", schlägt Simone vor.

„Wir geben ihm Fingerfood, dann hat er was für seine Hände – auch beim Essen." (Karla).

„Kojak! Der hatte doch immer einen Lolly im Mund. Damit lässt sich schlecht spucken." (Elena).

„Damit er nicht so häufig die Hände ableckt, gibt es keine Handcreme, die fies schmeckt?" (Simone) „Das ist aber gemein!" (Katja).

„Was ist mit Snoezelen oder basaler Stimulation?", meldet sich die Pflegedienstleiterin zu Wort. „Hilde, du hast doch den Kurs! Hast du ne Idee?"

…

Herr Schütze lässt den Mitarbeiterinnen den unverhofften Brainstorm. Nach ein paar Minuten unterbricht er die Diskutanten. „Und was ist mit dem Abschließen des Zimmers?" Stille!

Jetzt ist meine Gelegenheit gekommen:

„Er kann nur noch unsicher gehen? Ist stark sturzgefährdet! Stimmt's!?" Im Chor: „Ja!" „Also wäre ein wenig Gehtraining für diesen Bewegungs- und Handwerksmenschen von Nutzen und in seinem Sinne?" „Ja", von Hilde.

„Gut wäre auch, wenn er oft etwas in seinen Händen halten kann?" Kopfnicken reihum, außer von Herrn Schütze, der süffisant lächelt.

„Sie haben sicher irgendwo auch einen Walker?", frage ich scheinheilig. „Was ist das?", fragt Katja. Und ich erkläre ihr den Gehwagen, mit dessen Hilfe schwer gehbehinderte und sturzgefährdete Bewohner wie an einem Rollator gehen können, aber, wenn die Kräfte versagen, sich sofort setzen können. Wenn sie nach unten sacken, fängt sie ein Gurt auf. Nichtdemente Bewohner können sich aus diesem „Rundum-Rollator" durch Öffnen des Vorlegbügels auch selbst befreien. Die Erfolgsquote ist relativ gering, weil gerade demenzkranke Bewohner möglicherweise versuchen darüber hinwegzusteigen. Das Team sieht aber bei Herrn Menzler gute Chancen, dass ihm dazu die nötige Koordination fehlt. Man will es auf jeden Fall versuchen.

„Bringen Sie doch Ihren Sohn mal mit!", wendet sich nun die Pflegedienstleiterin Herrn Schütze zu. „Ich glaube, wir können viel von ihm lernen. Und – die Bewohner, sie werden sich freuen!"

Herr Schütze verspricht es.

Epilog

Die Heimleiterin fand sich dann tatsächlich bereit, einen „Gehfrei" zu erproben, und sie hatten Erfolg. Schwieriger war es zunächst mit der Tochter: Sie fand den Gehwagen stigmatisierend und hässlich. Auch nach einer Stunde Telefonat blieb sie skeptisch. Allerdings konnte ich mit meiner Stellungnahme den Richter überzeugen, sodass fortan in Ansehung der erprobten Alternative und der begleitenden „Ideen" des Pflegeteams das „Einschließen" im Zimmer nicht weiter richterlich genehmigt wurde.

Mittlerweile verfügt die Einrichtung über 3 weitere Gehwagen, und sie können so immer Gehübungen mit schwer sturzgefährdeten Bewohnern durchführen, die ansonsten viele Stunden an den Rollstuhl gefesselt bleiben würden (Abb. 4.4).

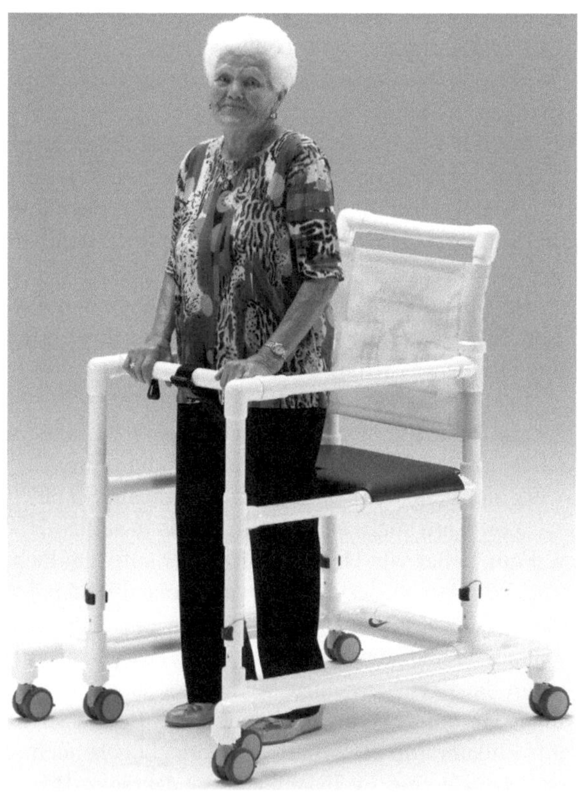

Abb. 4.4 Gehwagen. (Foto mit freundl. Genehmigung der Firma rcn)

Die Einrichtung führt nun (mit Herrn Schütze gegen Honorar) regelmäßig Bewohnerbesprechungen durch, immer wieder kleine Fortbildungsveranstaltungen sind das. Ob er bereits seinen Sohn mitgebracht hat, weiß ich nicht …

Mögliche Fragen im Team
In welcher Phase der Demenz befindet sich der Bewohner?

1. Bedrohtes Ich
2. Verirrtes Ich
3. Verborgenes Ich
4. Versunkenes Ich

Begründen Sie Ihre Auswahl!
   Welchem Wahrnehmungstyp ist der Bewohner am ehesten zuzuordnen?

1. Akustischer Typ
2. Optischer Typ
3. Olfaktorischer Typ
4. Haptisch-kinästhetischer Typ

Begründen Sie Ihre Zuordnung!
   Welche Symbole stehen hier im Fokus?
   Benennen Sie Antriebe und die vorrangigen Bedürfnisse des Bewohners!
   Was braucht er, um sich – in dieser Phase der Demenz – wohlzufühlen?
   Formulieren Sie eine Verstehenshypothese!

4.2 Die Ruferin

Frau Katzke ruft. Frau Katzke ruft ständig. Sie ruft nervtötend, immer das Gleiche, wird immer lauter – so lange, bis es Widerworte gibt. „Halt's Maul!", bellt Herr Schrader sie an. Aber Frau Katzke lässt sich von so einem alten Sack gar nichts sagen. „Bringen Sie die hier endlich raus! Das ist ja nicht zum Aushalten!", fordert Frau Gille die Pflegerin auf. Aber die Schwester hat die Hände voll mit Geschirr, und sie muss zur Schelle, deren Läuten im Hintergrund zu hören ist.
   Sie stört halt!
   Es ist Mittagszeit, kurz nach Eins. Sie sitzt im Wohn-Ess-Bereich. Zuerst war es noch ruhig. Nun hat sie aufgegessen, der Pflegeschüler ist mit Anreichen fertig und trägt das Tablett in den Küchenwagen. Er muss sich sputen. Um halb Zwei ist Übergabe. Frau Katzke bleibt über Mittag im Rollstuhl (Abb. 4.5) sitzen, bis am Nachmittag die Betreuerin kommt. Es scheppert, als der Wagen über die Schwelle und dann in den Fahrstuhl gefahren wird.
   Frau Katzke sitzt mit dem Rücken zum Geschehen. Die attraktiven Sitz-, besser Sichtplätze sind von den „fitten" Bewohnern in Beschlag genommen. Sie hat den

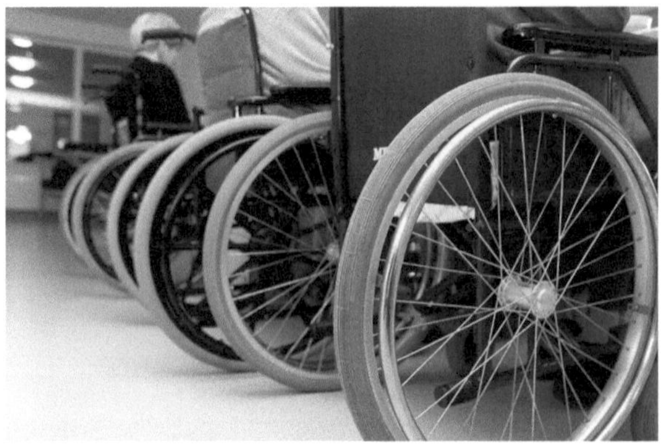

Abb. 4.5 Rollstühle. (Foto: Michael Thomsen)

Blick auf den Fernseher, kann aber nicht erkennen, was sich auf dem Bildschirm abspielt. Es flackert, und Geräusche sind im Raum. Sie kann sie nicht zuordnen.

„Schauen Sie mal, Frau Katzke! Da, der Heinz Rühmann. War das nicht toll, damals?" Aber Frau Katzke weiß nicht, wovon die Rede ist. „Rühmann" hat sie im Ohr, aber sie hat kein Bild dazu. Dunkel sagt ihr „Rühmann" etwas, das vertraut klingt. Aber sie kann diese Vertrautheit nur kurz spüren, dann ist schon das „Rühmann" wieder ausgelöscht. Und mit dem Sehen hatte sie es noch nie. Rühmann hin oder her. Sie fand den Presley toll. Ihre Augen waren noch nie die besten, die dicke Hornbrille setzt sie immer wieder ab.

„Sieben, acht, fünf, zwei!", hält sie dem Geräuschemix nun entgegen. Erst monoton und nur für einen imaginären Tischnachbarn bestimmt. Dann und lauter noch einmal. Niemand reagiert. Nach ein paar weiteren Versuchen folgt der bekannte Auftritt von Herrn Schrader. Stets ohne Wirkung! Andere Bewohner haben mittlerweile den Raum verlassen. Auch Herr Schrader hat aufgegeben und den Fernseher ausgeschaltet. Allein sitzt sie nun da, keine Stimmen um sie herum.

Hat es nun ein Ende mit dem Rufen? Weit gefehlt. Nach einer Fünf-Minuten-Pause: „Sieben, acht, fünf, zwei!"

Das Ganze hat sowohl in Lautstärke wie in der Frequenz Steigerungspotenzial. Und das nutzt Frau Katzke reichlich!

Keiner kann sie ablenken, keiner kann sie beruhigen. Jeder Versuch, auf die Dame einzugehen und sie zu beruhigen oder abzulenken, ist zum Scheitern verurteilt. Man denkt, nun wird sie Ruhe geben, und ist noch nicht aus der Tür: „Sieben, acht, fünf, zwei!"

Die Pflegekräfte dürfen es sich ja nicht eingestehen; schließlich sind sie Profis; es ist ihr Job, aber irgendwann sind auch sie genervt. Und manchmal sind sie auch ungehalten und patzig. Weniger wegen des Rufens, sondern aufgrund der Reaktionen der Mitbewohner. Und der Angehörigen! „Können Sie denn da gar nichts machen? Was hat die Dame denn?"

„Was sollen wir nur machen?" Das Team ist „mit dem Latein am Ende". Sie haben die Sitzposition im Wohn-Ess-Bereich verändert. Mehrfach. Alles ist fehlgeschlagen. So wird sie – wenn Frau Beinlich, die Betreuerin, nicht kommt –

irgendwann in ihr Zimmer geschoben. Da hören sie manchmal die Nachbarn, wenn das Fenster nicht geschlossen ist, die sich dann hin und wieder bei der Heimleitung beschweren.

Im Wohn-Ess-Bereich kann sie **so** nicht bleiben. Das Pflegeteam will es allen recht machen und hat in diesem Fall das Gefühl zu versagen. Und auch die Medikamente wirken nicht. Der Neurologe hat Risperidon verordnet. Müder wird sie – ja, aber das Rufen bleibt!

Was sagen die Teammitglieder?

Melanie: „Deswegen ist sie ja **eigentlich** bei uns im Heim. Aber es leben auch noch andere hier, und die dürfen sich sehr wohl gestört fühlen".

„Wir können das ja durchaus aushalten, sind nach der Sieben-Stunden-Schicht erst mal weg. Aber die Mitbewohner, sie können einem schon leidtun!", kommentiert die Teamleiterin, und Corinna ergänzt: „Sie selbst scheint es ja gar nicht zu stören, als ob eine Schallplatte einen Sprung hat".

Die Teamleiterin, Schwester Gaby: „Wir können beiden, den anderen Bewohnern auf der einen und Frau Katzke auf der anderen Seite, nie richtig gerecht werden, müssen immer vermitteln, um Verständnis bitten. Soll sie doch rufen. Aber ich kann verstehen, dass man irgendwann den Kaffee auf hat. Und die Neuroleptika noch weiter erhöhen? Ich weiß nicht. Das kann doch nicht die Lösung sein, mal abgesehen von den ganzen Nebenwirkungen von dem Zeug!"

Das Pflegeteam hat an einer Fortbildungsreihe zum Thema Demenz teilgenommen, und man will das mäeutische Erlebens- und Betreuungsmodell von Cora Van der Kooij einführen. Und so kommt es zu einer ersten Bewohnerbesprechung. Im Rahmen dieser Besprechung erfahren die Pflegenden, dass die alte Dame fast 40 Jahre erfolgreich als Chefsekretärin bei einer Osnabrücker Spedition gearbeitet hat. Darüber hinaus war sie in der Gemeinde viel in Vereinen tätig, im Sportverein war sie Schriftführerin. Und sie liebte die Geselligkeit. Bei den Vereinsfeiern tanzte sie leidenschaftlich gern bei lauter Musik. Bevor sie in die Einrichtung kam, lebte sie noch lange allein in ihrer eigenen Wohnung. Mit einem Ehemann hat es nie was werden wollen. Dazu war sie viel zu beschäftigt und immer auf Achse.

Es stellt sich heraus, dass die Betreuerin, Frau Beinlich, eine alte Freundin ist und sie zu Hause, bevor es da nicht mehr ging, regelmäßig besuchte, auch mal mit ihr etwas unternahm. „Früher, im Beruf vor allem, hat Frau Katzke fast täglich telefoniert. Und später zu Hause eben oft und gern mit Frau Beinlich. Eine richtige Tratschtante war sie", bereichert Melanie wieder die Besprechung.

„Mensch", ruft Carlo, der die Pflegedokumentation vor sich ausgebreitet hat, verblüfft aus, „wisst ihr eigentlich, dass diese Zahlenreihe, die sie immer ruft, die Direktdurchwahl von der Betreuerin ist?" Tatsächlich ist die vierstellige Nummer die private Festnetznummer der Betreuerin.

„Sehr gut!", meldet sich nun der Pflegedienstleiter zu Wort. „Wir haben es also mit einer Frau zu tun, die sehr viel mit Zuhören und Sprechen im Leben zu tun hatte; also Telefonate führen, dem Chef den Besprechungstermin zurufen und so weiter".

„Als sie in ihrer Demenz noch nicht so weit vorangeschritten war, vor zwei Jahren, nach ihrem Einzug, da hat sie noch viel erzählt. Die kannte jeden in der Gemeinde", ergänzt Sabine.

„In welcher Phase der Demenz befindet sie sich denn jetzt?", fragt der Pflegedienstleiter, der die Moderation übernommen hat.

Das Team einigt sich darauf, dass sie sich am ehesten in der dritten Phase befindet, in einer Phase also, wo sie keine ganzen Sätze mehr spricht. Nach der Reisberg-Skala zwischen 6 und 7, das ist kognitiv etwa der Stand eines 1- bis 2-jährigen Kindes.

Das Team weiß, dass die Bewohnerin langsam den Kontakt zu ihrem eigenen Körper verliert. Sie spürt sich immer weniger und kann auch die Umgebungsreize nicht mehr richtig einordnen.

Es weiß, dass die Dame gerne über den akustischen Kanal kommuniziert (hat). Als Chefsekretärin musste sie vielfach akustische Informationen aufnehmen und vermitteln. Ihre private und berufliche Welt war vom Gespräch dominiert.

Gleichzeitig bleiben Inhalte des Langzeitgedächtnisses oft lange erhalten. „Könnte die Telefonnummer so ein Langzeitgedächtnisinhalt sein? Und wenn ja, was macht es mit ihr, wenn sie ihn laut ausruft?", fragt der Moderator nun. Und wieder meldet sich Sabine zu Wort: „Na ja, die Nummer ist ihr ja sehr vertraut. Sie hat Frau Beinlich ja am Anfang auch hier noch fast täglich angerufen."

„Und nun verliert sie langsam ihre Erinnerung, aber die Nummer, die ist noch da, die ist ihr vertraut, sagst du. Also ist vielleicht das Rufen und – ja – gleichzeitig Hören der vertrauten Telefonnummer eine Form der Bewältigung, nämlich den Verlust von sich Selbst, seinen Erinnerungen zu bewältigen." Carlo bringt es auf den Punkt: „Sie braucht das Rufen der Nummer, um sich selbst oder das, was ihre Identität ausmacht, noch zu spüren!"

Alle schweigen.

Fazit

Der Moderator fasst es noch einmal zusammen: „Sie stimuliert gewissermaßen sich selbst, um sich zu spüren und in Verbindung mit dem letzten Rest von etwas Vertrautem zu bleiben?" „Ja, wenn ich es richtig betrachte, dann braucht sie das sogar! Vor allem, wenn sie allein ist und sie sonst keine passenden oder vertrauten, akustischen Signale erhält. Sie braucht, es sogar, um sich wohlzufühlen", erklärt Carlo noch einmal.

„Schön und gut!", schaltet sich jetzt Beatrice ein. „Aber was ist mit dem ‚Störfaktor'? Wie können wir die anderen Bewohner – und **uns** – davor schützen, es nervt halt irgendwann!" Im Folgenden entwickelt sich eine lebhafte Diskussion darüber, was man alles machen könnte, und tatsächlich führt einiges, was in den Tagen danach ausprobiert wird, auch zu Erfolgen. Vom Kopfhörer mit vertrauter Musik bis hin zum Snoezelen ist vieles dabei.

Das Team hat also im Rahmen der Bewohnerbesprechung, das (störende) Verhalten **umgedeutet** und sieht sogar etwas für die Person Positives (Ressource) darin. Dieser neue Bedeutungsrahmen macht es den Pflegenden leichter, mit dem ständigen Rufen umzugehen. Sie können es – wie sie später berichten – viel besser ertragen. Und sie sind nun kreativer in dem Versuch, nach neuen Lösungen zu suchen.

Fragen
In welcher Phase der Demenz befindet sich der Bewohner?

1. Bedrohtes Ich
2. Verirrtes Ich
3. Verborgenes Ich
4. Versunkenes Ich

Begründen Sie Ihre Auswahl!
   Welchem Wahrnehmungstyp ist der Bewohner am ehesten zuzuordnen?

1. Akustischer Typ
2. Optischer Typ
3. Olfaktorischer Typ
4. Haptisch-kinästhetischer Typ

Begründen Sie Ihre Zuordnung!
   Welche Symbole stehen hier im Fokus?
   Benennen Sie Antriebe und die vorrangigen Bedürfnisse des Bewohners!
   Was braucht er, um sich – in dieser Phase der Demenz – wohlzufühlen?
   Formulieren Sie eine Verstehenshypothese!

4.3 Die Digitaluhr

Während meiner Krankenpflegeausbildung im Landeskrankenhaus hatte ich einen oligophrenen Patienten in einer geschlossenen Abteilung zu betreuen. Tarik war als Kind im Libanon-Krieg nach einem Bombenangriff verschüttet gewesen und hatte davon einen hypoxischen Hirnschaden zurückbehalten. Die Eltern waren dann mit ihm nach Deutschland geflüchtet. Die Mutter starb bei der Geburt des zweiten Kindes, und so war der Vater mit der Erziehung des kleinen Tarik allein gelassen und völlig überfordert.

Es kam, wie es kommen musste, Tarik machte eine Odyssee durch mehrere Heime durch und geriet im pubertären Alter an Drogen. Schließlich wurde er gewalttätig und musste in der geschlossenen Abteilung der Psychiatrie untergebracht werden. Auch sein körperlicher Gesundheitszustand verschlechterte sich zusehends. Scheinbar war bisher auch ein Herzfehler übersehen worden, was an den stets blauen Lippen und kalten Händen dem Pflegepersonal auffiel. Eine aufwendige Untersuchung bestätigte diesen Verdacht.

Leider war er exzessiver Raucher, und es war schwer, ihm klarzumachen, dass dies sich äußerst nachteilig auf sein Befinden auswirken würde. Man hatte sich dann irgendwann darauf eingestellt. Tarik gewöhnte sich in die Wohngemeinschaft ein, und irgendwann gelang es auch, ihm stundenweise Ausgang zu gewähren, was bisher wegen seiner Eskapaden und Fluchtversuche nicht möglich war.

Der Betreuer hatte ihm auf Anraten des Sozialarbeiters dann eine Uhr geschenkt. Stolz präsentierte er allen auf dem Wohnbereich seine neue Errungenschaft. Er sollte daran die Zeit ablesen, die ihm für die vom Arzt gestatteten Ausgänge zur Verfügung gestellt wurde. Er musste laut die Zahlen vorlesen und erhielt bei jeder richtigen Antwort das Lob des Stationspflegers.

Schließlich bekam er regelmäßig die Erlaubnis, für eine bestimmte Zeit auszugehen, mit der Auflage, pünktlich zu einer festgelegten Zeit wieder auf der Station zu sein. Die Schwestern schrieben ihm die digitale Uhrzeit, zu der er wieder auf dem Wohnbereich erscheinen sollte, auf einen kleinen Zettel, den er sich in die Hosentasche steckte. Der Einfachheit halber wurde ihm eine „runde" Rückkehrzeit aufgeschrieben. So weit, so gut!

Allerdings kam es trotzdem immer wieder vor, dass er sich – manchmal deutlich! – verspätete. Einmal hatte er den Zettel verloren, sodass man die Rückkehrzeit auf ein festeres Kärtchen schrieb, das er sich in die Hemdbrusttasche stecken sollte. Ab und zu war er auch deutlich vor der aufgezeichneten Zeit zurück. Eine Pflegerin schickte ihn dann einmal wieder los – und er kam prompt wieder viel zu spät zurück. Das hatte natürlich Folgen. Es wurde – selbstverständlich – sanktioniert. So durfte er dann am Folgetag nicht los, was er überhaupt nicht nachvollziehen konnte. Er musste es fast als Willkür empfinden. Nun war er aber deutlich intelligenzgemindert und vergaß zudem schnell.

Mir fiel dabei auf, dass er immer sehr gehetzt wirkte und manchmal schweißgebadet und schwer atmend zurück auf den Wohnbereich kam, und zwar unabhängig davon, ob er pünktlich oder verspätet kam. Diese Beobachtung ließ mir keine Ruhe, zumal Tarik mein Examenskandidat war. Und so begann ich zu grübeln und schilderte das Verhalten abends meiner Frau. Und meine Frau meinte: „Na ja, als wir unseren Kindern die Uhr beigebracht haben, da haben wir noch diese runde genommen mit den Zeigern. Die ,TicTac' haben wir immer gesagt. Weißt du noch?" „Ja – eine ,Zahlenuhr' konnten die ja noch gar nicht verstehen! Das konnten die erst in der zweiten Schulklasse", kommentierte ich. „Du sagst, der Tarik sei intelligenzgemindert? Kann er denn außer Zahlen lesen auch damit rechnen?"

Schlagartig wurde mir klar: Er musste fast permanent die aufgeschriebene mit der noch nicht angezeigten Zeitangabe auf der Digitaluhr vergleichen. Denn aufgrund seiner Intelligenzminderung war er gar nicht in der Lage abzuschätzen, wie viel Zeit ihm jeweils noch verblieb, denn er konnte die verbleibende Zeit nicht errechnen, sodass er während seines Ausgangs eigentlich **kontinuierlich** unter Stress stand, weil jede Veränderung der Uhranzeige für ihn das Ende seines erlaubten Ausgangs bedeuten konnte. Er musste also auch ständig darauf bedacht sein, sich nicht zu weit vom Wohnbereich zu entfernen, um **sofort** umkehren zu können. Das war natürlich nicht immer der Fall. Die beobachteten „Rückkehrsymptome" – Schwitzen, Atemnot, Verspätung … – waren also ganz einfach zu erklären. Er konnte die Uhr zwar lesen, aber nicht Differenzen berechnen und passabel abschätzen. Die Uhr war für ihn im Prinzip völlig nutzlos, lediglich ein Statussymbol – mehr nicht!

Nachdem wir ihm eine Analoguhr gegeben hatten, kam er sehr viel besser damit klar und kam von seinen Ausflügen immer häufiger entspannt und pünktlich zurück.

Was habe ich aus diesem Fall gelernt?
1. Diese Anekdote zeigt, dass nicht nur bei kleinen Kindern und intelligenzgeminderten Menschen, sondern auch bei Menschen mit nachlassendem Gedächtnis und fortschreitender Demenz eine analoge Uhr sehr viel länger und besser den Dienst einer Orientierungshilfe übernehmen kann als eine Digitaluhr. Niemals sollten also in Altenpflegeheimen mit vielen demenzerkrankten Menschen Digitaluhren zum Einsatz kommen, sondern stets Analoguhren.
2. Das abendliche Gespräch mit meiner Frau hat gezeigt, wie wichtig es sein kann, die eigene Arbeit gelegentlich zu reflektieren bzw. zu besprechen, um die besseren oder geeigneteren Lösungen zu finden. Das Gespräch hatte quasi die Funktion einer Fallbesprechung. Fallbesprechungen sind also keine Zeitverschwendung.

4.4 Das Essen

Frau Müller wohnt nun schon seit drei Monaten im Seniorenstift. Erst war sie sehr misstrauisch und kontrollierte alle Türen und ließ ihre Tasche noch unausgepackt. Wenn die Schwestern am Morgen frische Unterwäsche suchten, schimpfte sie, weil man einfach an ihren Schrank trat, um danach zu suchen. „Das mufft da drin", sagte sie und zeigte mit dem rechten Zeigefinger auf den Schrank. Und erst nach etwas Zureden war sie bereit, die Tasche zu öffnen. Die Wäsche war frisch gewaschen und roch nach Waschmittelduft. „Diese Wäsche kommt da erst mal nicht rein!", bestand sie und zog den Reißverschluss wieder zu. Irgendwann war der Vorrat aufgebraucht, und als die ersten Teile aus der Großwäscherei zurückkamen, murrte sie: „Jetzt mufft auch noch die Wäsche. Das wird ja immer schöner!"

Nach 2 oder 3 Wochen kam sie nicht mehr zu den Mahlzeiten, nahm an Gewicht ab. Sie kaufte Süßigkeiten, Schokolade, Gummibärchen und Waldmeisterbrause am Kiosk. Sie sah viel Fernsehen, Kochsendungen vor allem, aber auch Verkaufssendungen für teure Parfums und Pflegemittel und Tierfilmdokumentationen. Dabei naschte sie an ihren Einkäufen. Irgendwann wurde es ihr zu langweilig, und sie fing wieder an, zu den Mahlzeiten zu kommen. Neben Frau Meyer saß sie, die sich beim gegenseitigen Vorstellen belustigt zeigte.

„Meyer und Müller! Ist das nicht putzig? Und wir sitzen hier direkt nebeneinander!" Aber Frau Müller nickte nur vage und setzte ein schwaches, verlegenes Lächeln auf. Sie sprachen nicht viel miteinander, beobachteten das Geschehen am Tisch und im Wohn-Ess-Bereich. Nichts entging ihnen. Hin und wieder beugte sich Frau Müller zu Frau Meyer, die zu ihrer Rechten saß, und kommentierte irgendeine Szene. Frau Meyer nickte verständig und gab ihr stets recht. Das gefiel Frau Müller, denn sie hasste Widerworte, schon bei ihren Kindern, die sie hier ins

Heim gesteckt hatten. Aber seit dem Tod ihres Mannes, der sie gepflegt und tags-über im Rollstuhl oft in den Rosengarten geschoben hatte, war alles anders.

Die Kinder wohnten weit weg. Und zu ihnen ziehen wollte sie nicht, aber es wurde ihr auch nicht angeboten. Den Rollstuhl konnte sie hier auf den Fluren, wo es stets nach Urin roch, noch gut selber fahren. Aber zu Hause musste sie zum Schlafen in den ersten Stock, das Badezimmer – viel zu klein – und im Wohn-zimmer passte kein Pflegebett rein.

So saß sie die ersten Tage allein in der Wohnung, zwei mal am Tag kam der Pflegedienst, Frauen die morgens nach Rauch rochen, das mochte sie gar nicht, sagte aber nichts. Sie war ja auf „die" angewiesen, wollte keinen Ärger. Eines Nachmittags, sie lag auf dem Sofa und wartete auf die „Pflegetante", klingelte es Sturm, und nach heftigen Rufen und Klopfen hatte der Nachbar die Scheibe eingeschlagen. Und da, aus dem Halbschlaf aufgeschreckt, sah sie die Rauch-schwaden unter der Küchentür herziehen. Gott sei Dank konnte der Nachbar das Feuer löschen, die Feuerwehr konnte wieder abrücken.

Der Arzt hatte eine beginnende Demenz diagnostiziert. Und die beiden Kinder – Erben des Hauses – fanden nach diesem Ereignis und den ersten Stürzen und Krankenhausaufenthalten auch keine andere Lösung, als das Haus zu verkaufen. Sie musste es einsehen, so weit konnte sie folgen. Und so ließ sie das geliebte Haus aus den Fünfzigern, grauer Putz, Geranien am Balkon, mit Keller und Garten-häuschen, Apfel- und Kirschbäumchen und einem wunderschönen Blumengarten mit Rosen, Astern, Flieder, Rhododendron zurück.

Die Kinder hatten das meiste verkauft oder in den Sperrmüll gegeben, auch das Geschirr. Ihre zahlreichen, geliebten Kräuterpflanzen waren schon beim Brand zerstört worden. Ihr blieben ein paar Fotoalben, ihre Kleider, die Bettwäsche, ein paar Bilder, Vasen und ein paar Souvenirs. Die Kinder hatten alles in ihrem neuen Zuhause, einem geräumigen Einzelzimmer dekorativ verteilt. Aber auf den Ver-bleib ihrer Unterwäsche in der Tasche hatte sie vehement bestanden.

Nun saß ich in diesem Seniorenstift auf einem Stuhl in einer Ecke des Wohn-Ess-Bereichs und beobachtete, was vor sich ging. Die Einrichtung arbeitet nach dem Konzept von Tom Kitwood. Das interessierte mich. Deswegen hatte ich mir im Rahmen meiner Ausbildung zum Fachkrankenpfleger dieses Haus zur Hospi-tation ausgesucht. Ich war eingewiesen worden ins Dementia-Care-Mapping. Und heute hatte ich – zum ersten Mal allein – diesen Bogen vor mir liegen, beobachtete Beziehungsgeschehnisse, um sie dann mit Abkürzungen zu dokumentieren. Anfangs hatten die Damen mich noch argwöhnisch beäugt und auch das eine oder andere Wort an mich gerichtet, aber mittlerweile war ich scheinbar Luft für sie. Sie nahmen mich gar nicht mehr wahr.

Gegen Mittag wird es nun unruhiger im linoleumverlegten Raum. Nach und nach trudeln die acht alten Frauen des Wohnflurs – am Rollator oder mit Handstock bewaffnet – und zwei glatzköpfige Herren ein oder werden von den beiden Pflege-kräften mit ihren Rollstühlen an die Tische gefahren. Schräg rechts von mir der große Tisch mit Frau Meyer und Frau Müller, sechs Personen im Kreis. Zwölf Bewohner sind auf den beiden Fluren, zwei sind bettlägerig, und ihnen wird das Essen im Zimmer angereicht. Sechs an einem, vier an dem anderen Tisch im Essbereich, denen ebenfalls angereicht werden muss. Zu zweit sind sie vom Pflegepersonal – eher komfortabel besetzt –, aber Nicole, die Pflegehelferin, muss gleich nach dem Essenreichen ihren Dienst beenden, um ihre kleine Tochter vom Kindergarten abzuholen, sonst werden außerdem zu viel Stunden „verbraucht"; sie hat meistens die „kurze Schicht".

Ich habe direkten Blick auf die beiden genannten Damen am Sechsertisch. Nicole verteilt das Essen; es gibt Eintopf. Dann setzt sie sich zum anderen Tisch und reicht dort zwei älteren Damen das Essen an. Als sie mit der einen Dame fertig ist, schaut sie erst mal nach dem Sechsertisch. Nur Herr Krause löffelt noch etwas umständlich nach dem Rindfleisch am Tellerrand. So verteilt sie schon mal den Nachtisch und bemerkt – bei Frau Müller angekommen –, dass diese den Eintopf noch gar nicht angerührt hat. Sie schwankt, weiß nicht, ob sie sich erst wieder dem Vierertisch zuwenden soll, um der zweiten Dame Essen zu reichen, bevor es gänzlich ausgekühlt ist, entscheidet sich dann aber, Frau Müller freundlich anzusprechen: „Frau Müller, was ist los? Sie haben ja noch gar nichts angerührt. – Schmeckt es Ihnen nicht?– Soll ich es noch mal aufwärmen?" Kopfschütteln und ein lautes und vibrierendes „Näh!" von Frau Müller. Nicole erinnert sich an den Nachbartisch, schaut auch kurz rüber und sagt dann, bevor sie sich zum Nachbartisch bewegt, zu Frau Müller mit betont sanfter und freundlicher Stimme: „Versuchen Sie es doch noch mal, bevor es kalt wird; es ist ja jetzt noch warm genug!"

Frau Müller, die Hände im Schoß liegend, wendet sich mit dem Oberkörper langsam zu Frau Meyer, und ich kann im Halbprofil die heruntergezogenen Mundwinkel mit den gepressten Lippen erkennen. Und was ich dann zwischen dem Löffelgeklimper und den leisen Kommandos von Nicole höre, lässt mich dann etwas aus meiner Routine aufhorchen. Die Damen und Herren an den Tischen nehmen mich gar nicht mehr wahr, sind wie versunken in ihren tiefen Tellern. Herr Schön füllt sich dann doch noch eine Kelle aus der Terrine ein. Und es klingt in meinen Ohren nach: „Der Koch hat das Essen vergiftet!" So laut, dass Frau Meyer und ich es hören können, und mit derart miesepetriger Miene, dass es die Verachtung nur so auskotzt. Herr Schön schüttelt nur leicht den Kopf und taucht wieder seinen Löffel in den Bohneneintopf mit Rindfleisch.

Gerade ist – von mir fast unbemerkt – auch der examinierte Altenpfleger Swen in den Wohn-Ess-Bereich getreten, stellt das Tablett mit Geschirr in den Küchenwagen. Er hat die Äußerung von Frau Müller ebenfalls aufgeschnappt.

Er nähert sich ihr, bleibt etwa einen Meter vor ihr stehen: „Wie? Essen vergiftet!? Das kann doch nicht sein. Bedenken Sie! Wir haben hier keinen Catering-Zulieferer wie andere Häuser. Wir kochen selbst, alles frisch, liefern sogar außer Haus. Unser Koch ist sehr erfahren und hat schon im Hohenzollern gearbeitet. Das ist doch nicht vergiftet!"

Aber Frau Müller rührt sich nicht, schweigt, lässt Swens Ausführungen mit einer Mischung aus gleichgültigem und störrischem Gesichtsausdruck unbeantwortet. Swens Gehirn arbeitet, seine Stirn zeigt Denkfalten, die Hand wandert ans Kinn. Die Frau muss essen, denkt er. Hat schon so viel bei uns abgenommen. Und jetzt diese Spinnerei!

Und nun folgt etwas, das im Sinne von Aufklärung, Beratung, Realitätsorientierung und sog. gesundem Menschenverstand wohl den meisten Menschen in den Sinn kommt und das doch so grundsätzlich falsch ist: „Nicole! Reich mir doch mal den Teelöffel!", zeigt er auf den Nachbartisch, und sie kommt der Aufforderung bereitwillig nach. Swen taucht nun langsam und betont deutlich den Löffel in Frau Müllers Suppenterrine, führt den Löffel dann zum Mund, die leicht herausgestreckte Zunge den Löffelgrund auffangend, genießt er sichtlich den folgenden Schluckakt. „Schmeckt echt lecker! Ist sogar noch warm. Können Sie ruhig essen. Sehen Sie die andern? Leben auch noch!"

Swen glaubt nun, Frau Müller genügend überzeugt zu haben, hat ihr ja schließlich „bewiesen", dass das Essen nicht vergiftet ist. Aber Frau Müller rührt sich nicht, die Augen sind zu Schlitzen geworden, das Kinn leicht vorgestreckt, hat sie sich entschlossen, diesen Übergriffigen als Luft zu betrachten.

Schließlich wendet sich Swen, zuerst noch leicht kopfschüttelnd, weiter seinen Küchenarbeiten zu und bringt schließlich Herrn Krause ins Zimmer, während Nicole beginnt, das Geschirr weiter abzuräumen und dem ein oder anderen beim Nachtisch zu helfen. Was Nicole dann aber wieder mit diesem „giftigen" Unterton von Frau Müller zu hören bekommt, macht sie sehr nachdenklich: „**Der** hat **genau** gewusst, dass **das** nicht vergiftet ist!" Als habe sie sich nicht nur mit den Zeigefingerbewegungen Frau Meyers Aufmerksamkeit und Zustimmung vergewissern wollen, scheint sie auch Nicole mit einbeziehen zu wollen. Frau Meyer löffelt mit Genuss ihren Pudding und stellt sich taub.

Zunächst einmal hat Frau Müller aber v. a. Swen einbezogen, nämlich in ihren Wahn. Pflegende sollten eigentlich wissen, dass man einen vom Wahn Besessenen nicht vom Unsinn oder von der Realitätsferne seines Wahns überzeugen kann. Im Gegenzug wird der Wahnhafte immer wieder einen neuen Erklärungsansatz finden, der seinen Wahninhalt stützt. Genau das war hier passiert. Swen hat rein auf der Sachebene gehört und argumentiert, aber er hat seine anderen Hinhörmöglichkeiten nicht aktiviert. Er ist sozusagen in die Falle gegangen.

Nicole ist gut in der Zeit. Sie entfernt den Teller von Frau Müller kurzerhand und entschließt spontan, sich noch einmal zu Frau Müller zu setzen. Nicole hört anders. Sie erinnert sich an ihre kleine Tochter, die manchmal nicht essen will. Sie weiß, dass sie ihre Tochter nicht „überzeugen" kann, dass es lecker schmeckt, sondern sie bietet ihr dann etwas anderes an. Manchmal lässt sie sie sogar „hungern", wartet einfach ab. Manchmal ändert sich die Stimmung, und manchmal erzählen sie sich etwas, oder Nicole erfindet ein Essensspiel.

„So ein Kantinenessen (Abb. 4.6) ist auch nicht das Wahre, nicht wahr?" Und Frau Müller wieder: „Näh!" „Haben Sie für Ihren Mann und die Kinder zu Hause auch immer gekocht? Gab es bei Ihnen auch Bohneneintopf?" „Ja – und ohne diese Pulver und Maggiewürfel. Wir haben die Bohnen noch aus dem eigenen Garten geerntet. Die gab es immer im Herbst …"

Frau Müller beginnt, vom Garten und dem Bohnenpflücken zu sprechen. Nicole fragt nach Rezepten und ob sie gern gekocht hat und so weiter. Und – Sie ahnen es schon! – es gelingt ihr, Frau Müller nicht nur ins Gespräch zu verstricken, sondern, nachdem beide den Pudding in Augenschein genommen haben und Nicole

Abb. 4.6 Schöpfkellen
in der Großküche. (Foto:
Michael Thomsen)

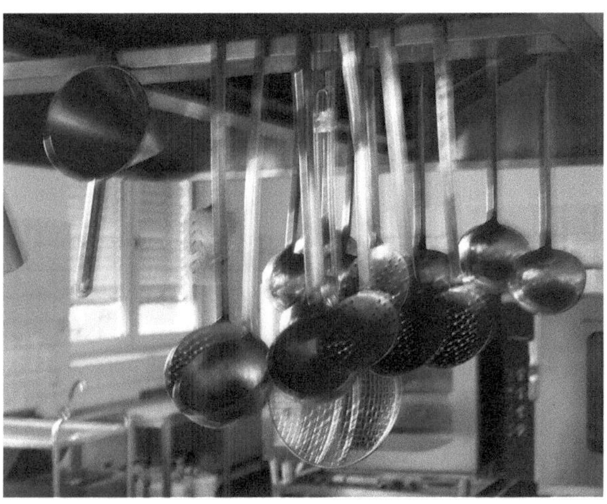

fragt, ob Frau Müller ihr nicht sagen könne, was an **dem** Pudding fehlt, kostet
Frau Müller und bestätigt nach dem dritten Löffel, dass der viel zu süß sei, habe
wohl keinen echten Kakao, und die Vanillesoße fehle ja auch. Nicole fragt, ob man
dem Koch da nicht Rückmeldung geben müsse.

Frau Müllers Skepsis ist zunächst geblieben, aber nach und nach, nachdem sie
auch den Koch kennenlernen durfte und ihm „mal gehörig die Leviten gelesen
hatte", wurde es besser, und Frau Müller begann wieder zu essen, sogar Bohneneintopf.

Was ist hier passiert?
Leider war Nicole dann drei Tage später nicht bei der Fallbesprechung zu Frau
Müller dabei. Ich hatte aber das große Vergnügen, daran teilnehmen zu können, da
meine Praktikumszeit noch nicht um war, und konnte am Ende auch von Nicoles
Gespräch mit Frau Müller berichten. Aber genauso spannend und erhellend wie
Nicoles Validation war nämlich auch diese Fallbesprechung. Der Moderator fragte,
nachdem einige Daten (BMI, medizinische Diagnosen), Pflegeprobleme (Essens-
verweigerung, Sturzgefahr) und Biografisches (Tod des Ehemanns) vorgetragen
wurden, was denn Essen auch **bedeuten** könne, welche Symbolik dahinterstecken
könne. Und das Team wirft ihm dann auch einige Beispiele zu:
„Wohlfühlen, Gesundheit, Lebensfreude, Leben …"
„Leben", fängt er den Wortbeitrag auf. „Ersetzen wir ‚Essen' also mit ‚Leben'!"
„Mein Leben hier ist vergiftet!" „Schön und gut", antwortet Swen, „aber die
Frau muss ja essen, der MDK fragt uns nach dem BMI und dem Essprotokoll,
nicht nach der Bedeutung von Essen für Frau Müller!" – Pause!
„Aber wir müssen uns fragen, ob es einen Grund gibt für Frau Müllers Ess-
verweigerung. Und wenn für Frau Müller das Leben – hier im Heim – vergiftet
ist, dann müssen wir das ja erst mal akzeptieren, oder was willst Du machen?
Gleich ne PEG legen?", kontert Christel. Swen hebt nur leicht die Schultern und

weicht dann ihrem Blick aus. Ich frage, ob ich auch etwas beisteuern darf, und berichte von dem Dialog zwischen Nicole und Frau Müller. Jetzt schaltet sich wieder der Moderator ein und bestätigt: „Nicole ist auf sie eingegangen, hat gar nicht versucht sie mit Zureden oder Argumenten zu überzeugen. Sie hat ihr **ihre** ‚Überzeugung‘ einfach gelassen und ist gar nicht darauf eingestiegen. Sie hat verstanden, dass es gar nicht wirklich ums Essen und doch auch um das Essen geht. Klingt verrückt – oder?" „Sie hat Frau Müllers Gefühle ernst genommen", ergänzt Christel. „Und wie nennen wir das?", fragt der Moderator. „Validieren!"

„Wenn wir jetzt also vermuten können, dass Frau Müller das Gefühl hat, dass ihr Leben ‚vergiftet‘ ist, was sollten wir dann tun und was nicht?" Angelika schaltet sich ein: „Wir sollten auf keinen Fall mit ihr diskutieren!" „Also was tun?", hakt der Moderator nach, und Angelika ruft: „Na – das, was Nicole gemacht hat!"

„Ich kann das nicht, dafür habe ich gar nicht **die** Zeit!", versucht Swen sich abzukoppeln. „Ist das eine Frage der Zeit oder eine Frage des Hinhörens?", wirft der Moderator den Ball in die Runde. „Nee", meldet sich wieder Christel zu Wort, „wir wollen ja, dass Frau Müller sich bei uns wohlfühlt. Und wir wissen, dass wir **das** daran ablesen können, ob ihr das Essen schmeckt! Und Essen ist für sie ja was sehr Wichtiges und Zentrales im Leben. Dazu gehört ja auch, wie sie selbst Essen bewertet, und wenn wir uns ihre Biografie anschauen, hat sie gern und viel gekocht. Also haben wir hier doch so etwas wie einen Schlüsselbegriff. Das hat Nicole ganz intuitiv und richtig erfasst".

„Dann lass uns doch mal Beispiele sammeln, wie und mit welchen Gesprächsangeboten wir bei Frau Müller einsteigen können. Vielleicht können wir ja ihre ‚Expertise‘ durchaus einbeziehen und geben ihr ein Stück ihres ‚Lebens‘ damit zurück?"

Im weiteren Verlauf der Fallbesprechung sammeln die Pflegekräfte nun allgemeine „Umgangsregeln oder -empfehlungen". Ich möchte an dieser Stelle nur kurz ein weiteres Beispiel aus einem Lehrvideo beisteuern: Eine Pflegekraft könnte auf die Äußerung von Frau Müller, dass das Essen vergiftet sei, mit einer anderen Validationstechnik fragen: „Frau Müller, wann war es das letzte Mal, dass das Essen **nicht** vergiftet war." Und Frau Müller könnte beispielsweise antworten: „Bevor ich **hier** hinkam." Und auf diese Antwort der Polaritätsfrage dürfte es in der Folge nicht weiter schwerfallen, das Gespräch in eine gefälligere Richtung zu lenken.

Fazit
Deutlich geworden sind mir an diesem Beispiel wieder einmal drei Punkte:

1. Validation ist weniger Technik als Haltung und nicht in erster Linie eine Frage der Zeit.
2. Richtiges Hinhören und Deuten kann ein Schlüssel sein.
3. Pflegemitarbeiter sollten viel öfter systematisch im Team ihre Beziehungsgestaltung reflektieren.

Fragen

In welcher Phase der Demenz befindet sich der Bewohner?

1. Bedrohtes Ich
2. Verirrtes Ich
3. Verborgenes Ich
4. Versunkenes Ich

Begründen Sie Ihre Auswahl!
  Welchem Wahrnehmungstyp ist der Bewohner am ehesten zuzuordnen?

1. Akustischer Typ
2. Optischer Typ
3. Olfaktorischer Typ
4. Haptisch-kinästhetischer Typ

Begründen Sie Ihre Zuordnung!
  Welche Symbole stehen hier im Mittelpunkt?
  Benennen Sie Antriebe und die vorrangigen Bedürfnisse des Bewohners!
  Was braucht er, um sich – in dieser Phase der Demenz – wohlzufühlen?
  Formulieren Sie eine Verstehenshypothese!

4.5 Der Übersteiger

Herr Runge, 77 Jahre alt, war schon seit 20 Monaten in der Einrichtung und wurde (fast) täglich von der Ehefrau für einige Stunden besucht. Er hatte vor einigen Jahren einen Schlaganfall erlitten und konnte sich verbal nicht mehr adäquat mitteilen, war stuhl- und urininkontinent und neben anderen altersassoziierten Diagnosen war er in seiner Beweglichkeit stark limitiert. Er befand sich in der Phase einer leichten Bettlägerigkeit (vgl. Schrank et al. 2013) und wurde tagsüber 2-mal mittels Lifter für ca. zwei bis drei Stunden in einen Therapierollstuhl transferiert. Ein längeres Sitzen war nicht möglich, da er es kreislaufbedingt nicht länger aushielt. Ein Stehen oder Gehen war gänzlich unmöglich. Allerdings konnte er sich noch gut in liegender Position selbst drehen und die Extremitäten bewegen. Dabei fanden die Pflegekräfte ihn immer wieder quer und mit losgestrampelter Decke im Bett vor. Beim Ruhen im Bett wurden daher die Bettseitenteile (Abb. 4.7) heraufgezogen, um ein unbeabsichtigtes Herausfallen zu vermeiden. Er zeigte dagegen kein Abwehrverhalten und schlief in der Regel ruhig durch.

  Das Amtsgericht schickte mich als Verfahrenspfleger in die Einrichtung. Die Ehefrau hatte eine Vorsorgevollmacht und auf Anraten der Einrichtungsleiterin beim Gericht einen Antrag auf Genehmigung einer freiheits- bzw. bewegungseinschränkenden Maßnahme gestellt. Er sollte mittels Bauchgurt im Bett derart fixiert werden, dass ein Übersteigen der hochgezogenen Bettseitenteile nicht mehr gelingen konnte.

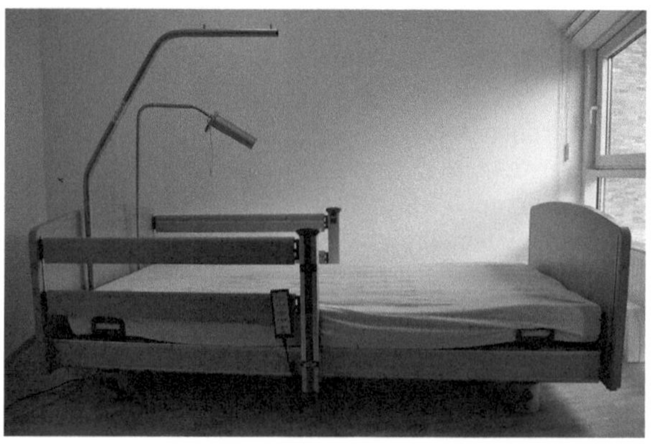

Abb. 4.7 Bett. (Foto: Michael Thomsen)

Die Schwestern des Nachtdienstes hatten nämlich beobachtet, dass Herr Runge in manchen Nächten besonders unruhig war und den Namen seiner Ehefrau rief. Und so war dann auch bei mehreren Kontrollgängen in der Nacht registriert worden, dass er entgegen der Regel seine Beine über das hochgezogene Bettseitenteil gewuchtet hatte und in einem Fall auch Gefahr lief, das Übersteigen des Bettseitenteils mit einem Sturz abzuschließen. Für die gelegentliche Unruhe fanden die Teammitglieder keine Erklärung. Stuhl- oder Harndrang schienen nicht der Auslöser zu sein.

Mir kam die Maßnahme der Bauchgurtfixierung überdimensioniert vor. Auch war für mich unklar, wie häufig sich denn die Unruhephasen bei Herrn Runge tatsächlich zeigten. Ich bat die Pflegedienstleitung, für diesen Fall eine Fallbesprechung im Team unter Einbeziehung der Ehefrau abzuhalten.

Die Ehefrau besuchte ihren Ehemann fast täglich für mehrere Stunden und entlastete durch Essenanreichen, leichte Handreichungen, Beschäftigung und Spaziergänge, bei denen sie ihren Mann im Rollstuhl durch die Gänge der Einrichtung oder in der näheren Umgebung schob, das Pflegepersonal. Die Ehe war als glücklich zu bezeichnen. Der Schlaganfall hatte Frau Runge unvorbereitet getroffen, aber sie hatte nach den guten Zeiten mit ihrem Ehemann auch in den nun folgenden, schlechteren Zeiten sich vorgenommen, zu ihrem Mann zu stehen, und pflegte ihn noch einige Zeit zu Hause, musste aber irgendwann einsehen, dass es ihre Kräfte überstieg. Nachdem ihr Mann ins Heim gekommen war, gewöhnte er sich erstaunlich gut auch dank der Präsenz und Fürsorge der Ehefrau in den Heimalltag ein. Frau Runge konnte diese Lösung gut akzeptieren. Auch konnte sie die Nöte des Personals gut nachempfinden und zeigte sich stets verständig und tat alles, damit es ihrem Mann gut ging. Sie vergaß aber auch nicht, sich wieder mehr um sich selbst zu kümmern, und gönnte sich auch schon mal einen Wochenendtrip mit einer Freundin in ein Wellness-Hotel im Harz oder besuchte die Kinder an der Mosel.

Manchmal bereute sie ihre kleinen Ausflüge, denn wenn sie nach ein bis drei Tagen wiederkam und ihren Mann wie üblich im Heim besuchte, war wieder etwas vorgefallen. Einmal war er aus dem Rollstuhl gestürzt, ein anderes Mal hatte er so laut nach ihr gerufen, dass die Zimmernachbarn nicht zur Ruhe kamen. Meist war nichts passiert. Und dann hatte eine Nachtschwester ihn dabei beobachtet, wie er versuchte, über das hochgezogene Bettseitenteil zu steigen, konnte ihn gerade noch wieder ins Bett bugsieren und hatte, da sie ihn nicht beruhigen konnte, kurzerhand den Bauchgurt angelegt. Darüber wurde natürlich Frau Runge informiert.

„Nicht, dass er sich jetzt auch noch den Oberschenkel bricht!" „Nein – bloß nicht!", hatte Frau Runge entgegnet. Das wollte sie auf gar keinen Fall. Ich frage das Team, ob nicht ein vor das Bett gelegter Safe-Bag ausreichend wäre. Die Pflegenden entgegnen, dass er dann möglicherweise mehrere Stunden bis zum nächsten Kontrollgang unbeobachtet darauf liegen bleibe, auskühlen könne oder sich durch die verbliebenen Eigenbewegungen an Gegenständen und Möbelstücken stoßen und verletzen könne. „Gibt es denn in ihrer Einrichtung keine Signalsysteme, z. B. Kontaktmatten oder Bewegungsmelder?", frage ich nach. „Leider lässt sich das noch nicht mit unserer Rufanlage technisch lösen", erwidert die Pflegedienstleiterin. „Schade", antworte ich. „Wie häufig zeigt sich denn dieses Verhalten?", frage ich erneut nach.

Nach einigem Blättern in der Dokumentation durch die Stationsleiterin notiere ich die Tage bzw. Nächte, an denen Herr Runge besondere Unruhe gezeigt hatte. Frau Runge nickt. „Das sind die Tage, an denen ich nicht in der Einrichtung war!" Das heißt, dass die seltenen Unruhezeichen mit Übersteigversuchen immer dann stattfanden, wenn die Ehefrau tagsüber nicht wie üblich zu Besuch war. Ich äußere diesen Befund und kann anschließend beobachten, wie sich alle fragend anschauen.

Herr Runge begann dann laut den Namen seiner Frau zu rufen, wenn sie tagsüber nicht zu Besuch da war. Er ließ sich meistens durch den Nachtdienst gut beruhigen. Leider bekamen aber die beiden diensthabenden Nachtpflegerinnen das Rufen in der 115-Betten-Einrichtung mit verwinkelten Fluren und über mehrere Etagen nicht immer – zeitnah – mit, sodass die Sorge der Pflegekräfte und der Ehefrau, dass er einmal doch das Bettseitenteil übersteigen könnte, zunächst nicht ausgeräumt werden konnte.

„Müssen wir ihn denn wirklich mit Bauchgurt fixieren, wenn wir doch wissen, dass es in der Regel nur dann zu diesen Übersteigversuchen kommt, die er ja geradezu durch Rufen des Vornamens der Ehefrau ankündigt, wenn Sie, Frau Runge, mal nicht da sind?"

Die Frage, von einer der Pflegerinnen gestellt, steht im Raum. „Aber ich kann doch nicht immer kommen! Was ist, wenn ich mal krank bin? Außerdem: Sie sind doch hier die Experten! Wozu gebe ich meinen Mann ins Heim, wenn es nicht ohne mich geht?"

„Also gut", beginne ich zusammenzufassen: „Herr Runge zeigt Unruhe, wenn seine Ehefrau mal tagsüber nicht zu Besuch kommt. Er genießt also ihre Anwesenheit, sie tut ihm gut. Sie tun ihm gut!", wende ich mich kurz Frau Runge zu. „Aber er lässt sich durch Ansprache meist gut beruhigen. Es geht um die Zeiten, wo ein rascher Zugriff auf die Gefahrensituation nicht möglich scheint?" Ich blicke mich fragend um.

Nun macht eine Nachtschwester folgenden Vorschlag: „Ich habe zu Hause noch die beiden Babyfone meiner Kinder. Könnten wir eines nicht in das Zimmer von Herrn Runge stellen, und das andere führen wir im Nachtdienst mit, sodass wir im Falle der bekannten Unruhezeichen zeitnah hinzukommen könnten?" „Wir können es doch versuchen!", meldet sich eine Pflegerin.

Tatsächlich erhalte ich 5 Tage bzw. Nächte später einen Anruf von Frau Runge. Sie berichtet, dass sie an einem Nachmittag bewusst nicht zu Besuch war und dass ihr Mann doch in der Tat in der folgenden Nacht wieder laut nach ihr gerufen habe. Die Nachtschwester habe das Rufen sofort gehört, da sie ja das Babyfon mitführte, und konnte ihn durch direkte Ansprache sogleich 2-mal beruhigen und ihn von Übersteigversuchen abhalten. „Sie hatten völlig Recht, der Bauchgurt muss gar nicht sein! Aber was halten Sie davon, wenn ich ein paar beruhigende Worte für meinen Mann – also mit meiner Stimme – auf eine Kassette spreche, die die Pflegemitarbeiterin dann über das Babyfon zur Beruhigung abspielen kann?" „Versuchen Sie es und besprechen Sie das Ganze doch mit den Pflegekräften", warf ich den Ball zurück.

Wieder eine Woche später rief Frau Runge beim Amtsgericht an und zog den Antrag auf richterliche Genehmigung einer Bauchgurtfixierung zurück.

Fazit

Pflegefachlich gesehen, haben wir es hier mit einem Beispiel der simulierten Präsenztherapie (STP) zu tun (vgl. auch: https://www.demenz-support.de/Repository/dessatwork7_Medienevaluation_2015, abgerufen am 21.10.2018, und https://docplayer.org/78511130-Dialog-und-transferzentrum-demenz-dzd-landesinitiative-demenz-service-nrw-newsletter-und-forschungsmonitoring-1-2010.html, dort ab S. 33, abgerufen am 21.10.2018) Diese pflegerische Intervention ist ethisch sehr umstritten. Ihre Anwendung bleibt aber meines Erachtens eine Frage der konkreten Situation. Die Entscheidung dafür oder dagegen sollte stets davon abhängig sein, ob ohne Verletzung der Würde des Betroffenen die Maßnahme zielführend und praktikabel für alle am Prozess Beteiligten möglich ist.

4.6   Das Portemonnaie

Mittwochs ist im Haus am Leuchtturm immer Café-Betrieb. Eine Gruppe von Frauen aus der Gemeinde organisiert unter strengen Hygieneauflagen im Foyer der Einrichtung einen Nachmittag für Bewohnerinnen, Besucher, Mitarbeiterinnen und andere Gäste mit Kaffee und Kuchen (Abb. 4.8). Es kommt eine ganz besondere Kaffeehausatmosphäre auf, und das Café ist auch von den Bewohnerinnen gut besucht.

Auch für Frau Schell, die schon seit zwei Jahren ein Einzelzimmer in der oberen Etage bewohnt, bedeutet dies nicht nur eine willkommene Abwechslung,

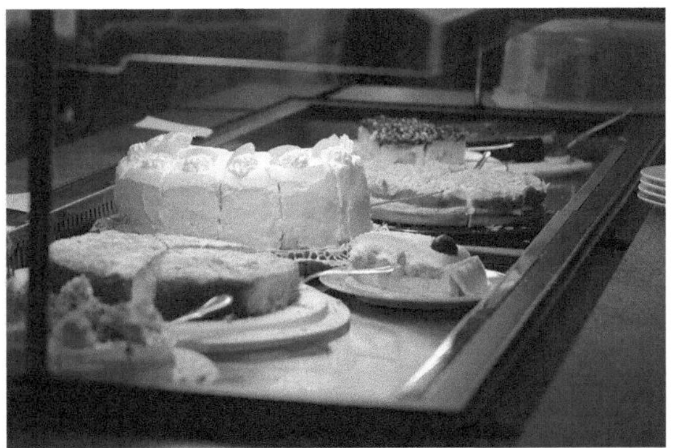

Abb. 4.8 Torten. (Foto: Michael Thomsen)

sondern sie freut sich jedes Mal darüber und verpasst keinen Mittwochnachmittag den Besuch. In den letzten Wochen hat sie kognitiv spürbar abgebaut und vergisst manchmal, wann es Zeit ist für die Mahlzeiten. Natürlich fällt ihre Abwesenheit dann den Pflegenden auf, und jemand holt sie dann aus ihrem Zimmer ab.

Dabei ist auch immer häufiger zu beobachten, wie sie aus Sicht der Pflegekräfte in ihrem Zimmer Unordnung schafft und Wäschestücke und andere Gegenstände in den Schränken hin und her sortiert. Carlo ist Zivildienstleistender. Er hat ein gutes Verhältnis zu Frau Schell. Carlo geht gern zu Frau Schell; sie erinnert ihn an seine Tante Hertha, die auch so gerne mit den Nichten und Neffen herumalberte, als er noch klein war. Frau Schell hat stets etwas zu tun, ist immer irgendwie in Bewegung, stets bemüht, in der Küche zu helfen oder im Garten das Hochbeet zu pflegen. Frau Schell sitzt gerne im Café und beobachtet die Gäste. Ihre Handtasche auf dem Rollator und stets in „Garderobe", freut sie sich besonders, wenn sich Carlo mal kurz zu ihr setzt und sie ihm ein Eis ausgeben kann. Sie ist stolz, dass sie über ihr Geld verfügen kann, achtet aber auch sehr darauf, dass sie genügend Geld hat, um den Kaffee und Kuchen bezahlen zu können.

Als Carlo am Mittwoch im Spätdienst durch die Zimmer geht, um dem einen oder anderen Bewohner aus dem Bett zu helfen und nach unten zum Café zu begleiten, fällt ihm auf, dass Frau Schell noch gar nicht auf der Couch vor dem Fahrstuhl sitzt, um sich einer kleinen Truppe, die er begleitet, anzuschließen. Als er wieder auf dem Wohnbereich ist, schreitet er sogleich in das Zimmer von Frau Schell. Auf sein Klopfen hört er zunächst keine Antwort und tritt dann etwas besorgt ein. Frau Schell sitzt mit zerzaustem Haar auf der Bettkannte und hat die Hände am Rollator.

„Sie haben aber einen langen Mittagsschlaf gehalten!", spricht er sie an. Frau Schell schaut ihn an und macht eine abwehrende Geste mit der Hand, als wolle sie eine Fliege verscheuchen.

„Ich dachte gerade, wir haben Sonntag, alles so still!"

„Nein, es ist Mittwoch. Sie wissen doch: Kaffee unten im Foyer! Alle anderen sind schon unten, Sie sind die Letzte."

„Ach! Na dann mal los!"

Carlo ist sehr aufmerksam. Er bemerkt die zotteligen Haare und macht Frau Schell ein Angebot: „Sie sollten sich noch kämmen, damit Sie eine gute Figur machen. Ich hol mal Ihre Bürste".

Frau Schell nimmt die dargereichte Rundbürste und kämmt ihre halblangen, lockigen Haare.

Und wieder gibt Carlo Unterstützung: „Wo ist denn Ihre Handtasche? Haben Sie Ihr Portemonnaie schon eingesteckt? Nicht, dass ich am Ende die Rechnung begleichen muss?"

„Kommt gar nicht infrage!" Und schon schreitet Frau Schell zum Kleiderschrank, entnimmt dort ihre Handtasche und kramt nach der Geldbörse.

„Die ist weg!"

„Wie? Weg!"

„Na, mein Portemonnaie ist hier nicht; wo ich es immer sonst hinlege."

„Haben Sie es vielleicht woanders hingelegt?"

„Niemals!", kontert Frau Schell. „Das müsste ich ja wohl wissen!"

Aber Frau Schell weiß es nicht, denn sie hat eine beginnende Demenz, und da lässt sie ihr Gedächtnis schon mal im Stich.

Am Vormittag hatte sie die Türen ihres Kleiderschranks geöffnet, nach einem Taschentuch gesucht und dabei noch ein wenig Unterwäsche sortiert. Ihre Handtasche lag am üblichen Platz und war etwas zur Seite gekippt. Dabei war ihre Geldbörse herausgerutscht. In der letzten Zeit war es im Haus zu Diebstählen gekommen. Dreiste Diebe waren in die Zimmer von Bewohnerinnen gegangen, als diese beim Mittagessen saßen. Daran erinnerte sich Frau Schell nun und dachte für sich: „Die Geldbörse will ich mal hier unter den Unterhemden verstecken. So findet sie der Dieb nicht so schnell." Das Ganze war sehr rasch und fast beiläufig geschehen. Und Frau Schell hatte die Schranktür noch nicht geschlossen, da hatte sie schon vergessen, dass und v. a. wo sie ihr Portemonnaie weg- bzw. hingelegt hatte.

In der subjektiven Gewissheit, es nicht selbst verlegt zu haben, schreit sie Carlo an: „Nun sind die Diebe schon bei mir gewesen. Das kann ja wohl nicht wahr sein. Ich war aber heute fast die ganze Zeit im Zimmer. Sicher hat sich jemand ins Zimmer geschlichen, als ich schlief".

Carlo will erst mal nachschauen, denn er weiß um die Vergesslichkeit von Frau Schell: „Sollen wir nicht erst mal woanders suchen; vielleicht haben Sie die Geldbörse ja woanders …" Da wird er von Frau Schell brüsk unterbrochen: „Das könnte Dir so passen. Sicher hat jemand vom Personal hier lange Finger gemacht. Man kann ja keinem mehr trauen! – Zeig mal Deine Hosentasche! Am Ende bist Du noch der Dieb".

Carlo dreht seine Taschen nach außen und beteuert seine Unschuld. Aber Frau Schell lässt sich nicht so leicht betrügen. Das habe er ja geschickt eingefädelt. „Dass ich Dir ein Eis spendiere, reicht wohl nicht? Freundchen, alte Leute bestehlen, das könnt Dir so passen!" Und so kommt es, wie es kommen muss. Frau Schell ist derart echauffiert, dass ihr lautes Gezeter auf dem gesamten Flur zu hören ist.

Was soll Carlo machen? Er kann sie nicht von seiner Unschuld überzeugen. Alle Ruhe und Vernunft, die er versucht auszustrahlen, sind vergebens, und als er beginnen will, den Schrank zu untersuchen, rutscht Frau Schell die Hand aus. Er versucht gelassen und ruhig zu reagieren, versucht zu beschwichtigen. Doch Frau Schell wird nur umso aggressiver. Sie sieht in ihm den Schuldigen, und so wird er zum willkommenen Objekt, an dem sie ihren Gefühlen freien Lauf lassen kann.

Wie kann Carlo auf die Wut und Empörung von Frau Schell reagieren?

Mit welchem Ohr sollte er hören?

Gerade Menschen mit Demenz zeigen einen zunehmenden Verlust der Gefühlskontrolle und fühlen sich beschämt, wenn sie bei Fehlern ertappt werden. Frau Schell hat ja erinnerungstechnisch gar keinen Zugriff mehr auf das, was am Vormittag geschehen war. So ist ihre Schlussfolgerung vor diesem Hintergrund ja gar nicht so abwegig; sie muss (logischerweise!) denken, dass sie bestohlen wurde. Diese Erklärung ist für sie ja durchaus plausibel.

Erfahrene Pflegekräfte wissen, dass eine Diskussion mit Menschen mit Demenz über die Richtigkeit einer solchen subjektiven Wahrnehmung in der Regel sinnlos ist. Denn es geht in der Kommunikation mit ihnen meist nicht um „die Sache", sondern um das (momentane) Gefühl. Carlo sieht in der Botschaft „Ich bin bestohlen worden!" zuerst einmal, wie die meisten Menschen, eine Sachaussage. Nun wissen wir aber, dass hinter einer Botschaft immer auch 3 weitere „Botschaften" versteckt sein können. Sie erinnern sich sicherlich an das Vier-Ohren-Modell: Sachohr, Beziehungsohr, Appellohr und Selbstoffenbarungsohr. Carlo täte also gut daran, auf den anderen Ohren hinzuhören. In diesem Fall geht es Frau Schell eben auch darum, Antworten auf diese Hinhörmöglichkeiten zu erhalten.

So macht sie auf der Beziehungsebene klar, wer hier die Hosen anhat. Auf der Appellebene fordert sie ihn auf, die Tat zu gestehen. Entscheidend aber dürfte die Selbstoffenbarungsebene sein. Frau Schell bringt hier ganz klar zum Ausdruck, was sie fühlt: Sie ist empört und wütend.

Carlo wäre also gut beraten, dieses Gefühl anzuerkennen, und es würde vielleicht schon ausreichen, es zu benennen: „Sie sind aber jetzt ganz schön wütend, besonders auf mich." So erhielte Frau Schell eine Botschaft, dass sie auf diesem Kanal verstanden worden ist.

Er könnte ihre subjektive Meinung auch bestätigen und in ihrer Welt zunächst mitschwingen, z. B. mit den Worten: „Mit den Diebstählen, das ist ja echt eine Sauerei. Dem Dieb muss man unbedingt das Handwerk legen." Nach ein paar weiteren, quasi deeskalierenden Wortwechseln könnte er dann Frau Schell folgenden Vorschlag machen: „Bevor wir aber jemanden hier zu Unrecht verdächtigen, schauen wir besser gemeinsam noch mal im Schrank nach, oder?" (Abb. 4.8).

Fazit

Es gibt viele Möglichkeiten, in solchen Szenen validierend zu kommunizieren; das ist ein spontaner und kreativer Akt. Man kann es einüben. Wichtig ist zum einen die personzentrierte Haltung, dergestalt, dass man Frau Schells Äußerung akzeptiert und sie in ihrer Not ernst nimmt. Andererseits muss sich die Pflegekraft in solchen Situationen klarmachen, dass der Streit über Sachaussagen oder Diskussionen oder Belehrungen hier in der Regel kontraproduktiv sind.

Pflegende sind auch hier gewissermaßen „Gefühlsarbeiter", die versuchen müssen, das momentan vorherrschende Gefühl oder Erleben des Menschen mit Demenz zu erspüren und zuzubilligen. Die Arbeit daran (am momentanen Erleben) kann Deeskalation bewirken und führt gleichzeitig dazu, dass der Mensch mit Demenz sich gehört und verstanden fühlt.

Fragen
In welcher Phase der Demenz befindet sich der Bewohner?

1. Bedrohtes Ich
2. Verirrtes Ich
3. Verborgenes Ich
4. Versunkenes Ich

Begründen Sie Ihre Auswahl!
  Welche Bedeutung hat das Portemonnaie für die Bewohnerin?
  Wie kann die Pflegekraft das Gefühl bestätigen?

4.7 Das Butterbrot

Herr Kolb ist am Vortag aus der geriatrischen Abteilung des Krankenhauses direkt ins Haus am Hortebusch entlassen worden. Zehn Tage war er dort gewesen, nachdem er zu Hause gestürzt war und sich aus dieser äußerst misslichen Lage auf der Kellertreppe nicht befreien konnte. Sein unermüdliches Rufen wurde schließlich erst am anderen Morgen von der Nachbarin gehört, die sofort einen Notruf absetzte. Die Ehefrau von Herrn Kolb war vor drei Wochen nach 62 glücklichen Ehejahren plötzlich und unerwartet verstorben. Die ersten Tage nach der Beerdigung hatte Tochter Gaby sich um ihn gekümmert, musste dann aber zurück ins 650 km entfernte Münster, wo sie eine Zahnarztpraxis führte.

Im Krankenhaus hatte man neben Abschürfungen, einigen Prellungen und einer Prostatavergrößerung eine Exsikkose und eine deutliche Gangunsicherheit festgestellt, woraufhin man ihn gleich in die geriatrische Abteilung verlegte. Dort zeigte der Mini-Mental-Test zudem deutliche kognitive Einschränkungen. In Absprache mit der Tochter, die eine umfängliche Vorsorgevollmacht besaß, kamen die Ärzte und Therapeuten mit ihr überein, ihn zunächst in ein Pflegeheim zu geben, da ein Alleinleben auch von Herrn Kolb selbst nicht favorisiert wurde.

Und da sitzt er nun um 17:52 Uhr am Zweier-Tisch und hat Besteck und Teller vor sich. Schwester Melanie verteilt derweil die Brotkörbe und die Aufschnittplatten. Nur Käse, Butter, der Tee und Gewürzgurken fehlen noch. Herr Kolb sieht dem Treiben im Wohn-Ess-Bereich zu, während seine Tischnachbarin sich die klein geschnittenen Brothäppchen zuführt und kaut. Als Melanie gegen 19:15 Uhr an den Tisch kommt, nachdem sie die Tischnachbarin ins Zimmer begleitet hatte, hat Herr Kolb noch nichts angerührt. Er sitzt mit verdrießlicher Miene da und schnappt sich die Tageszeitung. Auf Melanies Frage, warum er denn noch gar nicht gegessen habe, kommt erst nur ein undeutliches Murren, dann ruft er ihr nach, dass sie wohl den Beruf verfehlt habe. Melanie überlegt kurz, entschließt sich aus Zeitgründen, erst einer anderen Bewohnerin beim Zubettgehen zu helfen. Als sie wiederkommt, fragt sie Herrn Kolb: „Wieso haben Sie denn nichts gegessen? Es steht doch alles da, oder fehlt etwas? Habe ich meinen Beruf verfehlt, weil ich etwas vergessen habe?"

„Sie können mir ja wohl mal meine Brote schmieren!", ist die prompte Antwort. „Sie haben doch zwei gesunde Hände. Wieso machen Sie das denn nicht selbst!?" „Das wird ja immer schöner!", muffelt Herr Kolb, knallt die Tageszeitung auf den Tisch und packt sich seinen Rollator und zieht davon.

Beim Frühstück am anderen Morgen wiederholt sich diese Szene. Herr Kolb rührt nichts an. Er studiert die Tageszeitung und herrscht die Pflegekräfte mürrisch an.

Das Pflegeteam ist zunächst ratlos und hält Herrn Kolb für arrogant und mutmaßt über die Motive seiner Essensverweigerung. Ob er denke, dass im Heim allen die Brote geschmiert werden, und wie man ihn im Sinne aktivierender Pflege dazu bringen könne, sich die Brote selbst zu schmieren; schließlich seien keine funktionalen Ausfälle diagnostiziert.

Erst das Gespräch mit einer Nachbarin, die Herrn Kolb besucht, gibt schließlich einen Hinweis: Sie schildert, dass Herr Kolb Beamter gewesen sei und über lange Jahre einen festen Tagesablauf kannte. Die Ehefrau las ihm jeden Wunsch von den Augen ab, und in Ermangelung von Nachwuchs habe sie gewissermaßen die Mutterrolle bei ihrem Ehemann gespielt. Man habe sich darüber auch in der Nachbarschaft amüsiert. Herr Kolb habe jeden Morgen das Haus mit seiner Aktentasche pünktlich verlassen und sei gegen 17:00 Uhr zurückgekehrt. Er habe in der Kantine das Mittagessen eingenommen, am Wochenende habe seine Ehefrau gekocht. Sie habe ihm auch täglich morgens seine Butterbrote geschmiert, die er mit zur Arbeit nahm. Abends habe sie ihm dann auch etwas zum Essen hingestellt, während er im Fernsehen die Nachrichten verfolgt habe. Auch nach seiner Berentung habe die Ehefrau diese Gewohnheit beibehalten. So sei dann auch seine zunehmende Demenz gar nicht so aufgefallen.

Dem Pflegeteam ist nun klar, dass hier nicht das **Problem** darin besteht, dass Herr Kolb seine Brote nicht selbst schmieren könne. Er war es sein Leben lang gewohnt, dass ihm seine Ehefrau die Brote geschmiert hatte. Das Pflegeteam erkennt, dass eine aktivierende Pflege – zumindest vorerst – wenig Sinn ergibt.

Aber was sollen sie tun? Herr Kolb wäre funktional und im Sinne normaler, auch altersentsprechender Alltagskompetenzen in der Lage, seine Brote selbst zu schmieren.

Fazit
An dieser Stelle sei einmal betont, dass die Pflege und Betreuung von Menschen nicht immer oder vorrangig darauf abstellt, „Therapieziele" zu erreichen und die „Selbstständigkeit" zu erhöhen, sondern besser beraten ist, einen pädagogischen

Blickwinkel einzunehmen und zunächst einmal dazu beizutragen, wie das Wohlbefinden des Betroffenen erhalten oder verbessert werden kann.

Was braucht der Mensch mit Demenz im Hier und Jetzt auch angesichts seines kognitiven Abbaus?

Professionell Pflegende unterstützen zwar Mediziner und Therapeuten dabei, dass gewisse Ziele hinsichtlich Kompetenzerwerb oder Selbstständigkeit erreicht werden, aber sie sind nun mal nicht selbst Therapeuten! (Sonst gäbe es vermutlich längst den Beruf „Pflegetherapeut".) Pflegende sind zunächst einmal „Fürsprecher" für den von Demenz betroffenen Menschen. Sie verstehen den Menschen und versuchen möglicherweise das, was der „Patient" nicht selber sagen kann, in eine für den Arzt oder Therapeuten verständliche Sprache zu übersetzen. Erst wenn das Verständnis da ist, kann im multiprofessionellen Team eine Therapie- oder Begleitstrategie entwickelt werden.

Im Gegensatz zu Angehörigen und ehrenamtlich Betreuenden sind Pflegefachkräfte in erster Linie und in Abgrenzung zu ersteren **professionelle** Begleiter. Sie begleiten z. B. den Menschen mit Demenz und wissen dabei immer, warum sie etwas wie tun. Sie haben Begründungskompetenz, und ihre Haltung ist geprägt von Respekt gegenüber dem vermeintlichen Selbstbestimmungsrecht des betreuten Menschen. Das schließt nicht aus, dass im Zuge dieser (professionellen) Begleitung z. B. Herr Kolb nicht wie beiläufig und durch gute Beziehungsgestaltung auch dazu motiviert werden kann, seine Brote selbst zu schmieren.

Fragen

In welcher Phase der Demenz befindet sich der Bewohner?

1. Bedrohtes Ich
2. Verirrtes Ich
3. Verborgenes Ich
4. Versunkenes Ich

Begründen Sie Ihre Auswahl!
   Benennen Sie Antriebe und die vorrangigen Bedürfnisse des Bewohners!
   Was braucht er, um sich – in dieser Phase der Demenz – wohlzufühlen?
   Wie könnte Personzentrierung bei Herrn Kolb aussehen?
   Wie argumentieren Sie gegenüber dem Prüfer bei der Begutachtung zur Vergabe eines Pflegegrades?

4.8   Die Püppchen

Die systematische und regelmäßige Reflexion des Pflegealltags gehört nicht zum Standard im Rahmen der pflegerischen Alltagsroutine. Leitende Mitarbeiter sehen darin eher einen Zeitfresser mit verhältnismäßig geringem Outcome. Das ist in anderen Branchen – wie bei der Kripo – eher nicht herrschende Meinung, sondern gehört zum originären und notwendigen – und eben refinanzierten – Bestandteil der Arbeit.

Anhand der folgenden Fallgeschichte möchte ich aufzeigen, dass die Reflexion der Arbeit durchaus gewinnbringend sein kann und sogar Zeit sparen kann. Gleichwohl geht es im Rahmen von Fall- und Bewohnerbesprechungen nicht um reine Zahlen und Fakten, als vielmehr um gemeinsames und abgestimmtes Handeln mit dem Ziel gelingender Beziehungsgestaltung und um richtiges Deuten und Verstehen, das am Ende auch stressreduzierend wirken kann und, wie wir mittlerweile wissen, damit eben Berufszufriedenheit erhöhen kann und also langfristig die Ausfallquote im Pflegeberuf reduzieren kann.

Darüber hinaus ist der Pflegeberuf traditionell geprägt vom gegenseitigen Austausch mittels Übergaben und Fallbesprechungen. Leider wurden diese Formen des Informationsaustauschs im Zuge der steten Effizienzsteigerung (= Zeit sparen) eher abgeschafft, anstatt sie weiterzuentwickeln, anstatt ihnen Struktur zu geben, sie gewissermaßen zu professionalisieren. Graue Herren mit Laptop und Excel-Tabellen rechneten den leitenden und motivierten Mitarbeitern vor, dass in solchen „Kaffeerunden" unverhältnismäßig viel Zeit gebunden werde. Und unter den kargen Rahmenbedingungen verlor auch die motivierteste Stationsleiterin bald die Zeit und die Geduld, es fehlte ihr darüber hinaus Handwerkszeug, sprich passende Fortbildung, um dieses Instrument nachhaltig zu implementieren und weiterzuentwickeln.

Die nachfolgende Geschichte ist entstanden als Reaktion auf ein Beispiel von Cora Van der Kooij. Van der Kooij skizziert diese Geschichte in einem Fachartikel der Zeitschrift *Pro Senectute:* „Wenn die Zeit nicht mehr zählt". Ich habe sie ausgeschmückt und zu meinen Fällen genommen.

Frau Karge spricht nicht viel. Sie ist vor drei Wochen in die Einrichtung gekommen, nachdem ihr Ehemann vier Monate zuvor verstorben war. Der Berufsbetreuer hatte mit dem Pflegedienst gesprochen. Frau Karge bindet Zeit, und sie ist eigenwillig. Sie braucht sehr lange für alles, aber sie kann noch am Rollator gehen. Den vergisst sie trotz ihrer beginnenden Demenz nicht, denn er ist ihr Transporter!

Solange ihr Ehemann noch lebte, war alles in sicheren, ruhigen Bahnen verlaufen. Der Pflegedienst kam 3-mal die Woche und schaute nach dem Rechten, kontrollierte Tabletten und half beim Duschen. Nun musste der Pflegedienst täglich 2-mal vorbeischauen, und immer wieder gab es Überraschungen. Mal war sie im Ort unterwegs und fand den Weg nicht zurück, mal lag sie auf der Toilette – stundenlang – mit Schürfwunden und abgerissenen Fingernägeln. Der Betreuer schlug ihr vor, ein Zimmer im nahe gelegenen Altenheim zu beziehen, und Frau Karge war sogleich einverstanden.

Sie sollte die Klingel benutzen, wenn sie zur Toilette muss. Das hatte man ihr eingeschärft. Denn sie war sehr wackelig auf den Beinen und brauchte je nach Tagesform schon mal Hilfe beim Aufstehen. Sie musste zwar recht häufig zur Toilette, und es war ihr sehr peinlich, wenn mal etwas Urin in die Vorlage abging, aber sie vergaß nie zu schellen und war im Grunde kontinent, wenngleich sie bei einsetzendem Harndrang nicht mehr so lange aufhalten konnte wie früher. Also schellte sie.

Verlässlich. Und in der Spätschicht von Achim, der nach seinem Urlaub allein mit einer Pflegeschülerin die 20 Bewohnerinnen des Wohnbereichs versorgen musste, schellte es aus dem Zimmer von Frau Karge.

Das Zimmer ist am Ende des Flures gelegen, und er tritt ein. „Frau Karge, Sie haben geschellt, was kann ich für Sie tun?" Ich muss zur Toilette. Achim zieht den Rollator heran und reicht Frau Karge die Hand. Aber auch mit dem Kommando „Hau-Ruck" kommt sie nicht in den Stand. Und so stellt er sich dicht vor sie, geht etwas in die Knie, greift unter ihre Arme, und mit einem erneuten „Hau-Ruck" kommt Frau Karge in den Stand, greift auch gleich nach dem Rollator und trippelt los. Achim, sie am Ellbogen fassend, direkt neben ihr. Sogleich spürt er, wie sie sich gegen ihn drückt und nicht in Richtung Toilette geht, sondern beinah entgegengesetzt sich auf das Fenster zubewegt. Achim kennt sie noch nicht und gibt erst mal nach, lässt sie gewähren – neugierig, was nun kommen mag.

Als sie nach fast zwei Metern am Fenster angekommen sind, sieht er sie, die sieben Püppchen auf der Fensterbank, gar nicht groß mit niedlichem Porzellangesicht. Und Frau Karge greift die erste mit beiden Händen und stellt sie auf den Rollator. Recht geschickt und routiniert macht sie das, steht dabei fest und sicher. Und dieses Procedere wiederholt sie nun mit den übrigen sechs Püppchen (Abb. 4.9).

Ein imaginärer Beobachter der Szene würde nun sehen, wie Achim im Rücken von Frau Karge auf seine Armbanduhr schaut, die Backen aufbläst, mit dem rechten Zeigefinger auf das Zifferblatt tippt und die Augen verdreht, denn er hat Zeitnot. Die Schülerin ist nicht die Schnellste, und er muss noch 3 Bewohnerinnen aus ihrem Bett holen, bevor der erste Arzt zur Visite trommelt. Außerdem muss er noch mehrere Telefonanrufe tätigen und Tropfen für das Abendessen stellen. Gleichwohl übt er sich in Geduld, schaut dem Ganzen gelassen zu und begleitet Frau Karge nun zur Toilette, wo er ihr noch hilft, den Rock zu heben und den Slip mit der Vorlage herunterzuziehen, bevor sie sich setzen kann. Er verlässt das Bad und vergewissert sich noch, dass Frau Karge an die Klingelschnur herankommt.

Während er gerade eine Bewohnerin im Nachbarzimmer in den Rollstuhl transferiert, hört er das Schellen aus dem Zimmer von Frau Karge, entschuldigt sich bei der Bewohnerin und verspricht, gleich wieder bei ihr zu sein. Was nun routinemäßig in 1–2 min hätte erledigt werden sollen, dauert aber dann mehr als doppelt so lang. Denn Frau Karge drängt mit ihrem Rollator wieder zur Fensterbank, und bevor Achim ihr endlich beim Setzen in den Sessel behilflich sein kann, setzt

Abb. 4.9 Püppchen. (Foto: Michael Thomsen)

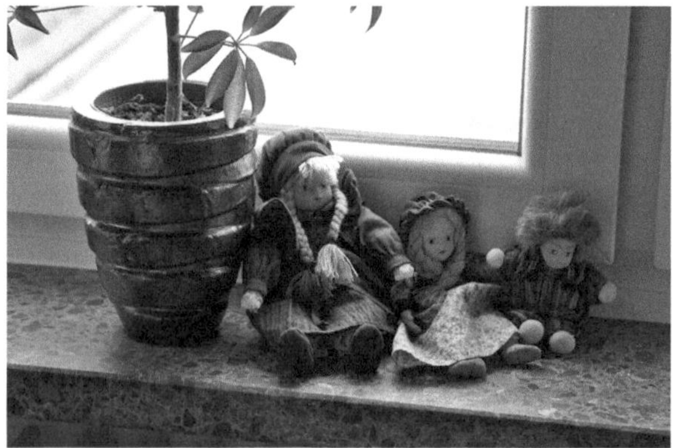

sie jedes einzelne Püppchen zurück auf die Fensterbank. „Wenn das jedes Mal so geht, na dann gute Nacht!", denkt Achim und eilt zurück ins Nachbarzimmer.

Tatsächlich schellt Frau Karge wieder. Verlässlich. Noch 2-mal. Und Achims Nervenkostüm bekommt Falten, denn jetzt steht auch noch einer der vielen Hausärzte auf dem Flur. „Kannst Du bitte mal zu Frau Karge gehen!", spricht er die Schülerin auf dem Weg zum Desinfektionsspender an und wendet sich nun dem Arzt zu. Und Frau Karge nimmt ihre Püppchen nicht nur mit auf die Toilette, sondern auch mit zum Speiseraum und anderswo.

Im Team rumort es derweilen. Einige sind genervt. Keiner versteht, wieso Frau Karge die Püppchen jedes Mal auf ihren Rollator packt, aber jeder geht anders damit um. Einige finden es niedlich und folgen ihr geduldig, andere meiden Frau Karge und schicken Kollegen. In einer Fallbesprechung wird das merkwürdige Verhalten nun thematisiert. „Die Zeit, die ich mit dem Zugucken beim ‚Püppchenstellen' verbringe, geht anderen Bewohnern, die es vielleicht noch nötiger haben, verloren", rechnet Achim vor. „Andererseits bleibt sie so noch kontinent, und jeder Toilettengang ist Mobilitätsförderung", entgegnet Sabine.

„Hat schon mal jemand mit ihr gesprochen, wieso die Püppchen mit sollen?", fragt Corinna. „Ja, aber sie sagt dazu nichts!", antwortet Sabine. „Aber es nervt total", legt Achim nach. „So viel Zeit, sprich Personal, haben wir doch nicht, um solche Mätzchen mitzumachen. Kann sie die Püppchen nicht einfach auf dem Rollator lassen? Nimmt sie die eigentlich auch mit ins Bett?", fragt er nach. „Nein, aber sie winkt ihnen beim Schlafengehen vom Bett aus noch einmal zu! – Es wird schon einen Grund haben!", betont Sabine.

„Na gut. Lassen wir es erst mal dabei! Nächste Woche kommt die Nichte aus Amerika zu Besuch, und ich werde mal mit ihr sprechen. Vielleicht können wir mit ihr eine Lösung finden", beschließt die Stationsleiterin schließlich die Diskussion.

Tatsächlich kommt die Nichte aus Amerika, hat sich in einem Hotel in der Nähe ein Zimmer gebucht auf der Weiterfahrt zu Verwandten in Italien. In der Woche darauf hat die Stationsleiterin den „Fall Karge" wieder auf die Besprechungsliste gesetzt. Die Stationsleiterin berichtet nun von dem Gespräch.

„Vorgestern habe ich mit der Nichte gesprochen. Ich soll schön grüßen und sagen, dass sie sich sehr freut, dass ihre Tante sich hier so schön eingelebt habe. Ich habe sie auch nach biografischen Details befragt. Dabei erzählte sie, dass ihre Tante über 65 Jahre glücklich verheiratet gewesen sei und der Ehemann leider vor einem halben Jahr plötzlich verstorben sei. Frau Karge sei Erzieherin gewesen und habe den Beruf mit Hingabe ausgeübt. Leider hätte das Ehepaar selbst keine Kinder bekommen. Tragisch sei es, dass Frau Karge aber 7 Fehlgeburten erlitten hätte. Dies hätte die Ehe aber nie gefährdet."

Ein paar Seufzer dann betretenes Schweigen!

Damit war für die Teilnehmerinnen der Besprechung das „merkwürdige" Verhalten erklärt. Die sieben Püppchen symbolisierten die Fehlgeburten. Und Frau Karge hatte auf diese Weise einen Weg der Verarbeitung gefunden. Diese Form der Trauerbewältigung gehörte zu ihr, sie brauchte es, um weiterleben zu können.

Das Pflegeteam bekam so umgehend durch die neuen biografischen Details die Verstehenshypothese.

Fazit

Warum erzähle ich diese Geschichte?

Es geht hier nicht allein um die „richtige Deutung", um Verständnis oder Therapie.

Es geht vielmehr darum: Im Rahmen einer zeitsparenden und effizienzbasierten Pflegeroutine hätte es vielleicht ausreichend sein sollen, dass dieses biografische Detail im Biografiebogen vermerkt worden wäre. Hätten das alle gelesen? Wohl nicht! Es hätte eine Zeit gebraucht, bis diese Information bei allen angekommen wäre. Dabei hätte die Hilflosigkeit gegenüber diesem Verhalten wahrscheinlich bei den meisten Pflegekräften fortbestanden.

Im Rahmen dieser Fallbesprechung erhält dieses Wissen eine gleichzeitige, gemeinsame Basis. Alle sind im Bilde. Darüber hinaus ist nun der Raum offen für mögliche Ansätze dafür, wie damit umgegangen werden kann oder könnte. Es wissen nicht nur ein paar Leser der Dokumentation, sondern es wissen alle.

Insbesondere bei Achim zeigte dieses neue Wissen eine interessante Wirkung. Er soll Frau Karge zu ihrem 90. Geburtstag ein Geschenk gemacht haben. Er hat ihr in seinem Hobbykeller ein Tablett gebastelt, das der Größe der Abstellfläche des Rollators entsprechend alle Püppchen aufnehmen konnte. Dieses Tablett stand mit den Püppchen nun auf der Fensterbank, und sie konnte fortan immer mit einem Mal den „Transfer" bewältigen.

Fragen

In welcher Phase der Demenz befindet sich der Bewohner?

1. Bedrohtes Ich
2. Verirrtes Ich
3. Verborgenes Ich
4. Versunkenes Ich

Begründen Sie Ihre Auswahl!

Welchem Wahrnehmungstyp ist der Bewohner am ehesten zuzuordnen?

1. Akustischer Typ
2. Optischer Typ
3. Olfaktorischer Typ
4. Haptisch-kinästhetischer Typ

Begründen Sie Ihre Zuordnung!

Welche Symbole stehen hier im Fokus?

Benennen Sie Antriebe und die vorrangigen Bedürfnisse des Bewohners!

Was braucht er, um sich – in dieser Phase der Demenz – wohlzufühlen?

Formulieren Sie eine Verstehenshypothese!

4.9   Die Kaffeetasse

Gerlinde Maybaum wohnt schon sehr lange im Haus. Langschläferin ist sie. Leicht adipös und quasi bettlägerig. Pflegegrad 5. Damit sie am gesellschaftlichen Leben noch teilnehmen kann, muss sie mittels einer elektrischen Stehhilfe vom Pflegebett in den Rollstuhl transferiert werden.

In den letzten Monaten wurde sie zunehmend missmutiger und launisch. Das Pflegeteam kann es ihr selten recht machen. Wenn sie erst mal raus ist, ist sie meist ruhig und genügsam und kommentiert gern das Geschehen im Wohn-Ess-Bereich. Auch die Toilettengänge sind mit ihr relativ gut zu bewerkstelligen.

Nur morgens immer dasselbe Theater: Will man sie wecken und die Morgentoilette durchführen, gibt es Gezeter und Geschrei. Etappenpflege ist angesagt. Wenn es morgens mal wieder laut zugeht und auch schon mal eine Tasse vom Nachtschrank genommen und in Richtung der sich nähernden Pflegeperson geworfen wird, dann ist vonseiten des Pflegepersonals erst mal Rückzug angesagt. Scheibchenweise erfolgen Annäherungsversuche; erst nur Gardinen beiseiteschieben; 15 min später erneute Nachfrage, manchmal mit, manchmal ohne Erfolg. Nervig ist das. Und es hält den Laden auf. Andere Bewohnerinnen müssen warten, und gelegentlich muss bei dem einen oder anderen die Frühstückspause dran glauben.

Fallbesprechung

Carina: „Also, ich geh da morgens nicht mehr rein. Sollen andere ihr Glück versuchen. Neulich flog die Kaffeetasse nur ganz knapp an meinem Kopf vorbei. Das ist ja lebensgefährlich!"

Olaf: „Ich war jetzt drei Wochen nicht mehr drin, aber das ist wirklich echt ne Herausforderung."

Janine: „Jeden Morgen dasselbe Theater. Und dabei meinen wir es ja gut. Hinterher ist sie immer gut zufrieden. Aber man muss erst mal mit etwas Gewalt vorgehen. Oder warten bis sie sich beruhigt hat. Aber dann ist es schon fast Mittag."

Auch die 17-jährige Praktikantin Neele, die zum ersten Mal an einer Fallbesprechung teilnimmt, meldet sich zu Wort: „Darf ich auch was dazu sagen?"

Carina: „Na klar, dafür sitzen wir hier. Und Du warst ja die letzten beiden Wochen immer morgens bei ihr!"

Neele: „Ja, ihr habt mich da immer rein geschickt, und ich sollte mir ruhig Zeit lassen. Also ich hab da gar keine Probleme mit Frau Maybaum gehabt."

Olaf: „Wie? Du hast keine Probleme gehabt?"

Carina: „Wir haben uns schon gewundert, dass Du schon nach einer halben Stunde geklingelt hast, damit wir Dir beim Transfer in den Rollstuhl helfen konnten."

Neele: „Ich muss dazu sagen, dass ich Frau Maybaum von früher kenne. Sie war schon immer bekannt für ihre Eigensinnigkeiten. Ne Klatschtante war sie und hat immer gelästert über andere Leute. Sie liebte Geselligkeit, und jedermann, der sie kannte, wusste, wie er sie zu nehmen hatte. Einmal war sie längere Zeit in Kur, so hieß es, die Leute munkeln, sie hätte ein Alkoholproblem in einer Klinik kurieren lassen. Auf jeden Fall war sie geradezu süchtig nach Tratsch und lud gerne Nachbarn zum Kaffeetrinken ein. Sie liebte Kaffee über alles. Daran habe ich mich erinnert. Und weil ich wegen der blöden Busverbindung morgens immer schon so früh hier bin und gesehen hab, dass im Dienstzimmer ja eine Kaffeemaschine steht, hab ich davon eine Tasse abgezweigt und bin damit zuerst zu Frau Maybaum ins Zimmer und habe sie morgens ganz laut mit: ‚Guten Morgen, Frau Maybaum, Kaffee!' Und hab dabei die Kaffeetasse vor ihren Augen gezeigt und ihr den Geruch rüber gewedelt. Darüber hat sie sich jedes Mal sehr gefreut und erst mal in Ruhe den Kaffee geschlürft. So konnte ich zum Waschen schon mal alles vorbereiten, und wir haben über den einen oder anderen im Ort getratscht." (Abb. 4.10)

Fazit
Die Teilnehmenden der Fallbesprechung sind tatsächlich verblüfft. Sie erkennen, dass das Wissen der „Kleinen" (Neele) und diese recht einfache Lösung, mit einer Tasse Kaffee morgens ins Zimmer zu treten, genau der Weg ist, um mit Frau Maybaum besser zurechtzukommen. Und so wird diese Maßnahme zukünftig als Umgangsempfehlung festgehalten. Carina ergänzt diese Vorgehensweise als Pflegemaßnahme im Pflegeplan.

Fragen
In welcher Phase der Demenz befindet sich der Bewohner?

1. Bedrohtes Ich
2. Verirrtes Ich
3. Verborgenes Ich
4. Versunkenes Ich

Begründen Sie Ihre Auswahl!

Abb. 4.10 Gesichtwaschen im Bett. (Foto: Michael Thomsen)

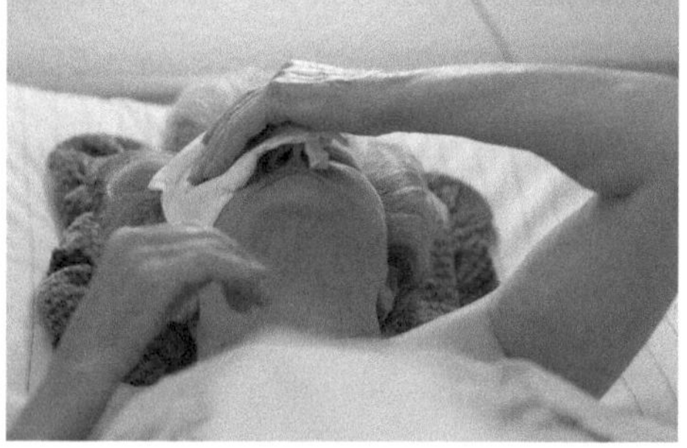

Welchem Wahrnehmungstyp ist der Bewohner am ehesten zuzuordnen?

1. Akustischer Typ
2. Optischer Typ
3. Olfaktorischer Typ
4. Haptisch-kinästhetischer Typ

Begründen Sie Ihre Zuordnung!
Welche Symbole stehen hier im Fokus?
Benennen Sie Antriebe und die vorrangigen Bedürfnisse des Bewohners!
Was braucht er, um sich – in dieser Phase der Demenz – wohlzufühlen?

4.10 Der Spiegel

Frau Buck wandert. Sie macht kleine Schritte, hebt kaum die Füße vom Boden. Meist hangelt sie sich an der Wand entlang. Ihr Zimmer kann sie nicht mehr finden. Sie spricht nicht mehr, und scheinbar kann sie Gesagtes nicht mehr verstehen, und die Pflegerinnen müssen bei der morgendlichen Pflege sehr langsam und behutsam mit ihr umgehen. Schnelle und ruckartige Bewegungen erschrecken und überfordern sie. Das kostet Zeit und – Geduld. Gott sei Dank schläft sie gut und meist lange, sodass sie morgens als Letzte versorgt werden kann.

Zu den Mahlzeiten sitzt sie nur so lange, wie ihr jemand am Tisch die Hand hält oder sie nach etwas Essbarem greifen kann. Mit Messer und Gabel kann sie nicht mehr umgehen, nur manchmal schafft sie es, sich mit dem Löffel Nahrung zuzuführen. Die Pflegekräfte nehmen sie beim Vorbeigehen gelegentlich ein paar Schritte an die Hand und führen sie zur nächsten Sitzgelegenheit, die sie in der Ferne nicht mehr wahrnehmen kann. So kann sie sich ein paar Minuten ausruhen. So ist sie tagsüber fast ständig unterwegs. Gelegentlich fällt etwas um, eine Vase oder eine Tasse. Oder sie zerreißt die Tageszeitung der Tischnachbarin. Eigentlich nicht schlimm, aber Frau Müller, die Tischnachbarin, hat die Zeitung eigens bestellt, und sie lässt Frau Buck auch meist großzügig gewähren, aber da ist dann doch für Frau Müller die Grenze überschritten, und sie beschwert sich lautstark bei den Pflegerinnen.

Aber wirklich anstrengend wird es v. a. dann, wenn Frau Buck wieder mal in Ermangelung einer kurzen Sitz- oder Ruhepause auf dem Flurboden liegend vorgefunden wird und sie es nicht alleine schafft, wieder aufzustehen, oder wenn sie in ihrem Zimmer sich entkleidet und ihren Stuhlgang aus der Unterhose gepult hat und am Waschbecken oder Bettlaken verteilt. Bei ihren zwei oder drei Stürzen (?) pro Woche passiert eigentlich nie etwas, und das Team hat es auch aufgegeben, ihr einen Rollator anzubieten. Wenn sie sich wieder mal eingestuhlt hat, ist eigentlich nur klar, dass der richtige Zeitpunkt nicht erkannt oder verpasst wurde.

In Höhe des Fahrstuhls befinden sich große Wandspiegel. Sie sollen laut dem Architekten den Flurbereich heller und größer erscheinen lassen. In letzter Zeit zeigt Frau Buck ein auffälliges Verhalten. Immer wenn sie vor dem großen Spiegel steht, gestikuliert sie heftig, und manchmal ballt sie die Fäuste und zeigt (ihrem Spiegelbild) Drohgebärden.

Ein ähnliches Verhalten ist der Krankenpflegeschülerin Manuela, die Frau Buck in den letzten beiden Wochen im Rahmen ihres Praktikumseinsatzes in der Altenpflege morgens und abends versorgt hat, auch aufgefallen. Manuela schildert während einer Fallbesprechung, dass es ihr manchmal nicht gelinge, Frau Buck ins Badezimmer zu führen. Immer wieder wolle sie ins Schlafzimmer zurück. Und wenn sie vor dem Waschbecken stehe, beginne sie mit den Drohgebärden, die die Schülerin zunächst immer auf sich bezogen hatte und dann versucht hat, Frau Buck zu beruhigen. Unter der Dusche lasse sie sich gut führen, aber am Waschbecken sei es ein reiner Kampf. Und so sei sie vermehrt zum Duschen übergegangen und habe die Zahnputzutensilien ins Schlafzimmer gestellt und mithilfe einer Waschschale dort besser mit ihr zusammen die Zahnpflege durchführen können.

Als eine andere Schülerin ihre Beobachtung dann vormacht, wie Frau Buck vor dem großen Flurspiegel gestikuliert, wagt Manuela folgende „Verstehenshypothese": „Na klar, Frau Buck erkennt in dem Spiegelbild nicht sich selbst wieder, sondern sieht darin eine fremde Person, eine alte Frau, die sie nicht kennt, auch weil sie sich ja selten im Spiegelbild sieht. Auch früher hat man sich wohl nicht so häufig im Bild oder im Spiegel gesehen, wie wir es heute gewohnt sind. Das Bild der Frau ist ihr nicht vertraut, und sie fühlt sich irgendwie belästigt oder verfolgt. Das macht ihre Unruhe, und die Gestik zeigt nur ihre Abwehr und Drohung gegenüber der „anderen" Frau, die womöglich noch ihre Bewegungen nachahmt.

Wenn ich nicht wüsste, dass in dem Spiegelbild meine Person, also ich, nur gespiegelt wird, würde mich das auch verunsichern oder gar verärgern!" (Abb. 4.11)

Abb. 4.11 Badspiegel.
(Foto: Michael Thomsen)

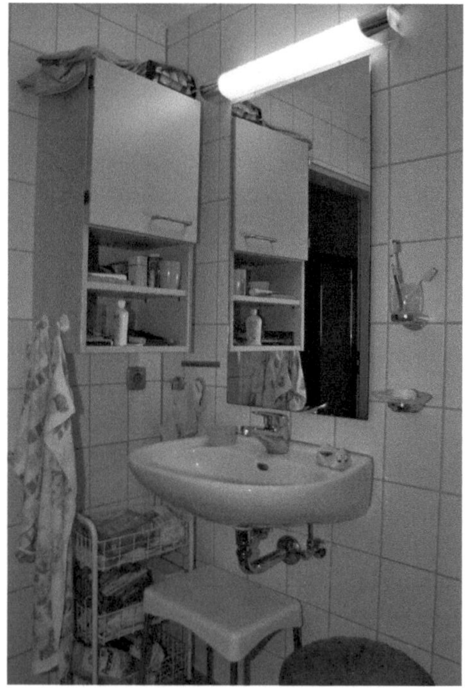

Fazit

Manuela hat es richtig erkannt, der kognitive Abbauprozess im Zuge der Demenz und die Desorientierung zur Person sind derart weit fortgeschritten, dass Frau Buck sich nicht mehr im Spiegelbild erkennt. Den anderen Pflegepersonen leuchtet diese Deutung ein, und sie beschließen, dass eine technische Lösung hier Abhilfe schaffen kann. Tatsächlich verfügt der Spiegel im Bad über eine Verstellmöglichkeit für Rollstuhlfahrer, damit diese sich im Sitzen besser am Waschbecken erkennen können. Mithilfe dieser Vorrichtung wird der Spiegel nun so weit nach oben gedreht, dass Frau Buck nicht mehr „fremde Personen in ihrem Bad ertragen muss". Und auf dem Flur? Der Fall wird der Einrichtungsleitung in der Hoffnung vorgetragen, dass sie zusammen mit dem Facility-Management oder dem Architekten zeitnah eine gute Lösung finden wird.

Fragen

In welcher Phase der Demenz befindet sich der Bewohner?

1. Bedrohtes Ich
2. Verirrtes Ich
3. Verborgenes Ich
4. Versunkenes Ich

Begründen Sie Ihre Auswahl!
   Benennen Sie Antriebe und die vorrangigen Bedürfnisse des Bewohners!
   Was braucht er, um sich – in dieser Phase der Demenz – wohlzufühlen?

4.11   Der Heimkehrer

Josef Walkenhorst ist ein großer, stattlicher Kerl mit grau meliertem Haar und Brille, immer glatt rasiert. Er lebt mit seiner Ehefrau im Einfamilienhaus. Er ist pflegebedürftig, trägt zwei Hörgeräte. Ihn selbst scheint die Schwerhörigkeit zu bedrücken, er wirkt manchmal im Tagesverlauf, als ob er in sich reinhöre, aber er bemüht sich stets um Verständnis. Er muss wegen seiner häufigen Schwindelanfälle und der deutlichen Gangunsicherheit stets begleitet werden. Mit dem Rollator kommt er nicht zurecht.

Er ist dement und zeigt zunehmend Verwirrtheitszustände, derentwegen er seit einiger Zeit das Neuroleptikum Melperon erhält. (Abb. 4.12) Die Ehefrau ist mit seinem Verhalten oft überfordert. Darum freut sie sich, wenn er 3-mal in der Woche zur Tagespflege geht. Dorthin kommt er nun schon seit ein paar Wochen, wirkt meist zufrieden, verhält sich charmant, v. a. gegenüber Frauen, und ist insgesamt eine sympathische Erscheinung. Im Allgemeinen passt er sich den Gepflogenheiten in der Tagespflege gut an.

Ein „Zahlenmensch" war er, sagen die Kinder, sehr ordentlich, genau, fast pingelig, hatte als Kaufmann Erfolg und leitende Funktionen übernommen, war es im Berufsleben gewohnt „Ansagen zu machen" und zu repräsentieren. Er leidet scheinbar daran,

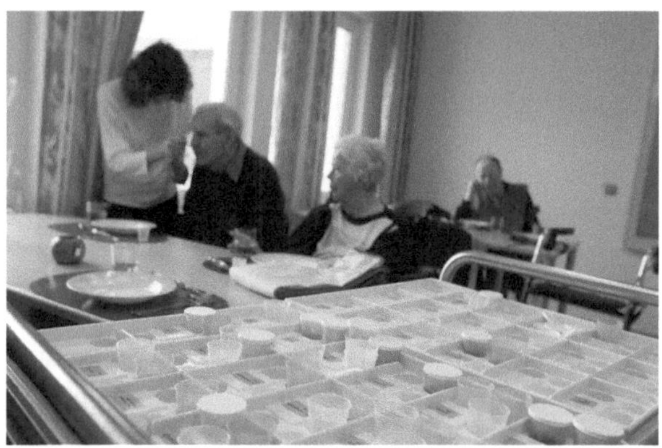

Abb. 4.12 Medikamentenvergabe. (Foto: Michael Thomsen)

dass er nicht mehr der Chef im eigenen Hause ist, da er es gewohnt war, das Geld zu verwalten; jetzt betont er selbst, dass seine Ehefrau über das Geld verfügt. „Ich hab ja gar kein Geld!" Er habe seine Rechnungen immer gleich bezahlt und möchte niemandem etwas schuldig sein.

Er sei ein eher grober, lauter bestimmender (autoritärer) Vater gewesen, zeige aber in der letzten Zeit viel Bedürfnis nach Nähe und Zärtlichkeit auch gegenüber seinen Kindern. Andererseits engagierte er sich sehr in der Kirchengemeinde, ging auch regelmäßig zum Gottesdienst und sang gern die Kirchenlieder. Dementsprechend spricht er sehr gut auf musische Angebote an (Musik, Singen), eine zwischenzeitliche, kurze Konversation gelingt mit ihm gut. Er wirkt meist sehr kontrolliert, und man kann „Chefgebaren" erkennen, dabei ist er aber meist freundlich, eher humorvoll. Gegenüber weiblichem Personal und auch Gästen zeigt er sich sehr zugewandt, freundlich, ja charmant, er reagiert sehr auf freundliche, lächelnde Gesichter. Zu den Männern scheint er – besonders wenn sie wenig Mimik zeigen – eher eine distanzierende bis abwehrende Haltung einzunehmen. Ein eigenständiges, selbstbestimmtes Leben war ihm immer wichtig, er wollte daher auch nicht nach dem Krieg zu den Eltern seiner Ehefrau ziehen, sondern hat ein eigenes Haus gebaut.

An den Angeboten am Vormittag (Gruppe) nimmt er gern teil und motiviert sogar andere Gäste zum Kraft- und Balancetraining. Nach dem Mittagessen ruht er etwa eine Stunde, ist danach aber nicht mehr derselbe vom Morgen. Den Pflegenden der Tagespflege fällt auf, dass er im Tagesverlauf stark abbaut und sich in sich zurückzieht und genervt auf überstarke Umgebungsreize reagiert. Im Tagesverlauf „mutiert" er gewissermaßen vom Chef zum „kleinen Jungen", er wird zunehmend starrer und scheint überfordert, sackt immer mehr in sich zusammen, gelegentlich zeigt er Unruhe wegen Harndrang, möchte auch aus der Gruppe raus. Sobald man mit ihm allein ist (Ruheraum), zeigt er starke Emotionen, er weint, beginnt von Kriegserinnerungen zu sprechen, durch das Ansprechen auf seinen katholischen Glauben kann man ihn gut beruhigen.

Aber zum Ende seines Aufenthalts in der Tagespflege verstärkt sich sein unruhiges Verhalten. Er sitzt da und beobachtet, wie die anderen Tagesgäste abgeholt werden und fragt immer wieder: „Wann bin ich denn endlich dran?" Auf die Antwort der Pflegekräfte, dass er auch bald an der Reihe sei und nach Hause komme, reagiert er sehr unwirsch und beschimpft die Pflegekräfte als Lügner. An einem Nachmittag ist er alleine aufgestanden und beim Versuch, die Tagespflege zu verlassen, gestürzt.

Das Pflegeteam hat sich zu einer Gästebesprechung zusammengefunden. Nachdem ein Teil seiner Probleme (Sturzgefahr, Schwerhörigkeit, Inkontinenz, Tagesschwankung) beschrieben wurde, berichtet die Leiterin der Tagespflege von einem intensiven Gespräch mit einem der beiden Söhne. Herr Walkenhorst war als gerade 18-Jähriger am Ende des Zweiten Weltkriegs an der Westfront gefangen genommen worden. Er war als einziger Überlebender aus einem Schützengraben gezogen worden und hatte vermutlich die schweren, tödlichen Verletzungen seiner Kameraden mit angesehen. Das Überleben im Schützengraben und in der späteren Gefangenschaft hatte er vermutlich seiner Jugend und seiner guten Physis zu verdanken. Leider zog sich seine Gefangenschaft ein paar Jahre hin, sodass er erst mit gerade einmal 21 Jahren nach Hause zurückkehren konnte.

Er habe nur selten über diese Episode seines Lebens gesprochen, aber einmal in einem Gespräch mit dem Sohn sich sehr wütend gezeigt, dass man ihn die dreieinhalb Jahre der Gefangenschaft immer hingehalten und belogen habe. Er habe gesehen, wie andere Deutsche das Lager verlassen hätten. Immer wieder sei ihm versichert worden, **dass auch er bald nach Hause käme.** Nur sein Glaube habe ihm geholfen, diese Zeit zu überstehen.

Den Pflegekräften fallen natürlich die Parallelitäten auf, und sie sehen darin quasi eine Verstehenshypothese für sein verbal aggressives Verhalten:

Herr Walkenhorst kann infolge seiner Demenz die Zeitebenen nicht mehr sicher auseinanderhalten, und Aussagen wie „Sie kommen auch bald nach Hause!" triggern gewissermaßen traumatisch Erlebtes aus Krieg und v. a. Gefangenschaft, das er bisher gut verdrängen konnte.

Sie wollen darauf achten, dass er entweder als Erster abgeholt und nach Hause gebracht wird, oder seine Sitzposition so verändern, dass er die Abreise der anderen Gäste nicht mitbekommt. Wenn er fragt, wann er „endlich dran" sei, wollen sie gezielt Validationstechniken anwenden. Möglicherweise können darüber hinaus eher Sätze wie:

- „Wir sind hier gut untergebracht!",
- „Hier gibt es etwas zu essen!" oder
- „Zuhause ist es wirklich am schönsten! Wie stellen sich ein perfektes Zuhause vor?",

Ihn etwas beruhigen und ablenken.

Fragen

In welcher Phase der Demenz befindet sich der Bewohner?

1. Bedrohtes Ich
2. Verirrtes Ich
3. Verborgenes Ich
4. Versunkenes Ich

Begründen Sie Ihre Auswahl!
Welchem Wahrnehmungstyp ist der Bewohner am ehesten zuzuordnen?

1. Akustischer Typ
2. Optischer Typ
3. Olfaktorischer Typ
4. Haptisch-kinästhetischer Typ

Begründen Sie Ihre Zuordnung!
Benennen Sie Antriebe und die vorrangigen Bedürfnisse des Bewohners!
Was braucht er, um sich – in dieser Phase der Demenz – wohlzufühlen?

4.12   Die Spaziergängerin

Frau Mahnke kennt mich schon lange. Ich selbst hatte das Heimeinzugsgespräch mit ihr und ihrer Tochter geführt. Frau Mahnke sah damals ein, dass sie zu Hause allein nicht mehr zurechtkam. Sie hatte allerdings auch keine Lust mehr auf Haushalt, Kochen, Arztbesuch und immer wieder – Stürze. Das große Zimmer mit 26 Quadratmetern plus behindertengerechtem Bad, mit Blick auf den Innenhof, wo sie immer sehen kann, wer die Einrichtung betritt, das gefiel ihr ausnehmend. „Da habe ich es ja zu Hause nicht besser!", sagte sie, und die Tochter lächelte.

Da war sie noch am Rollator fix auf den Beinen unterwegs. Aber die Herzrhythmusstörungen machten ihr manchmal einen Strich durch die Rechnung. Dann wollte sie mehr, als sie konnte. Der Kopf wollte einfach nicht über ihre Beine regieren, und so kam es dann auch im Heim immer wieder zu Stürzen. Dabei liebte sie es, mit ihrem „kleinen Mercedes", so nannte sie ihren Rollator, die Flure zu erkunden und an allen möglichen Veranstaltungen im Haus teilzunehmen. Sie verpasste nichts, war überall dabei.

Bereits vor 4 Jahren war sie eingezogen, da war ich selbst erst ein oder zwei Jahre als Pflegedienstleiter im Haus. Sie kannte mich gut und blieb auch gelegentlich an meiner meist offenen Bürotür stehen und hielt einen kurzen Schnack. Sie interessierte sich für meine Frau und die Kinder, wollte immer wissen, wie es ihnen ging. Leider hatte ich nicht immer Zeit oder Geduld, ihre Fragen zu beantworten, aber ich mochte sie sehr. Deswegen wusste sie auch von meiner Herzerkrankung und meiner gelegentlichen Luftnot. „Nicht, dass Sie mir hier noch mit dem Rollator zum Dienst vorgefahren kommen!", sagte sie scherzhaft, und wenn freitagnachmittags nach 12:30 Uhr keiner mehr in der Verwaltung war – außer mir –, dann schimpfte sie mit mir, ich solle zusehen, dass ich auch bald Feierabend machte.

Diese Besuche wurden nach einiger Zeit seltener. Zwar stürzte Frau Mahnke kaum noch, war auch gut mit Trochanterschutz und Alarmarmbanduhr versorgt, aber sie fand manchmal nicht von ihren Spaziergängen zurück, sodass das Pflegeteam des Wohnbereichs 2 lange nach ihr suchen musste. Einmal war sie gar nicht aufzufinden und wurde dann, kurz bevor die Polizei eingeschaltet werden musste, von einem Nachbarn am Abend zurückgebracht. Völlig erschöpft, aber gleichzeitig erleichtert, legte sie sich auf ihr Bett.

Sie vergaß zu trinken, und das Pflegeteam führte schließlich Trinkprotokoll. Wir baten den Neurologen, sich einmal mit ihr zu unterhalten. Der machte gleich einen Test und bestätigte eine beginnende Multiinfarktdemenz. „22 Punkte im Mini-Mental“, erklärte er und deutliche Störungen hinsichtlich Orientierung zu Ort und Zeit. Redselig sei sie und wolle gar nicht wissen, ob es 2005 oder 1989 sei. Es gehe ihr gut, und sie genieße den schönen Blick auf die Landschaft, das sei entscheidend. Da könne er nur beipflichten, sagte der Neurologe.

Da Frau Mahnke „noch“ auf einem offenen Bereich lebte, mussten die Pflegekräfte immer sehr achtgeben, wenn sie den Wohnbereich verließ. Die Mitarbeiter riefen mich dann auch gelegentlich im Büro an, wenn Frau Mahnke wieder auf Erkundung ging, da sie stets durch die Verwaltung und an meinem Büro vorbeimusste. Die Demenz hatte sich noch weiter bemerkbar gemacht, und das Pflegeteam gab mir zu verstehen, dass sie keine Garantien mehr abgeben könnten, dass Frau Mahnke sich schon mal weiter verlaufen und verirren könnte. Sie wollten lieber nicht darüber nachdenken, was alles passieren könne. Zwar ginge sie nicht mehr so oft „stiften“, aber hin und wieder sei sie nicht mehr abzulenken und finde den rechten Fahrstuhlknopf. Noch wollte ich warten und ihr nicht den Umzug auf unseren „geschützten“ Bereich zumuten. Einen alten Baum verpflanzt man nicht, heißt es ja. Aber das Risiko, dass Frau Mahnke sich einmal durch Verlassen der Einrichtung in Gefahr brachte, stieg stetig an.

Es war Anfang September, ein außergewöhnlicher, schöner Herbst-, eigentlich ein Spätsommertag. Gegen 10:40 Uhr geht mein Telefon. „Herr Thomsen, wir haben hier gerade einen Notfall und sind sehr gebunden. Können Sie bitte unten auf Frau Mahnke achten? Die ist wieder abgehauen!“ „Ist gut!“, antworte ich knapp, um nicht noch mehr kostbare Zeit zu binden. Dann klingelt schon wieder das Telefon: Der Geschäftsführer. Will wissen, warum im Sommer so viele Überstunden angefallen sind. Das muss erklärt werden und dauert seine Zeit. Als ich den Hörer aufgelegt habe, geht mein Blick zur offenen Bürotür. Wann war Frau Mahnke da vorbeigekommen? Mein Zeitgefühl lässt mich im Stich, und so eile ich auf den Flur, weiter ins Foyer und schaue mich vor dem Haupteingang um. Nichts. Als ich am Ende der Straße in beide Richtungen der Kreisstraße sehe, kann ich sie noch gerade erkennen, zügigen Schrittes schiebt sie ihren Rollator Richtung Ortskern. Zu Fuß werde ich sie kaum einholen können und entscheide mich für das Auto. Am Ende einer Bushaltestelle parke ich dann, sie etwa 20 Meter vor mir auf dem Radweg.

Ich gehe ihr nach, hole sie schließlich ein: „Ach, guten Morgen Frau Mahnke! Na schon so früh und freudig auf den Beinen? Ist ja auch ein herrliches Wetter zum Spazierengehen". Ich gehe neben ihr her, sie weiter flotten Schrittes. Der Rollator sei prima, da könne sie in dem Körbchen ihre Einkäufe gut unterbringen. Ich komme ob ihres Tempos und der bewältigten Aufholstrecke selbst etwas außer Atem. Sie kennt mich gut und weiß, dass ich eine Herzerkrankung habe und manchmal nach Benutzen der Treppe im Heim auch so nach Luft schnappe. Ich forciere dies absichtlich und melde ihr zurück: „Frau Mahnke – h – h – h – mir wird die Luft knapp, – h – h – kann ich mich mal – h – einen Moment auf Ihren Rollator setzen?" Sie schaut mich mitleidig an, zieht die Bremsen des Rollators an, und ich setze mich darauf. Ich beginne nun eine zwanglose Konversation über schönes Septemberwetter, Lungenkrankheiten und lange Schulwege in der Kindheit. Unmerklich habe ich mich mit ihr dabei um 90 Grad gedreht, sodass wir die vorbeifahrenden Autos im Blick haben und, gelegentlich einen Kommentar abgebend, besser beobachten können. Nach etwa 5 min signalisiere ich ihr, dass ich nun wieder genug Luft bekäme und **wir** unseren Spaziergang fortsetzen können. Dabei drehe ich den Rollator wieder 90 Grad, und wir gehen los. Sie bemerkt nicht, dass wir in umgekehrter Richtung „weiter" gehen. Ich lasse mein geparktes Auto rechts stehen, und unter etlichem Small Talk kommen wir bald in die Nähe der Einrichtung.

Die Uhr am markanten Glockenturm der Kapelle zeigt 11:20 Uhr an. „Mensch", sage ich etwas gespielt überrascht, „da sind wir wieder zu Hause. Und gleich gibt es ja auch schon Mittag. Das passt ja wunderbar!" Und Frau Manke steuert ihren Rollator auch gleich in Richtung Fahrstuhl.

Was ist passiert?

Markus Dierkes ist Dozent am Meinwerk Institut in Paderborn. Dort bietet er Führungskräften eine systemtheoretisch ausgerichtete Fortbildung zum Führen und Leiten nach dem Aikido-Prinzip an (https://www.invia-akademie.de/in-via-akademie/downloads/, im Jahresprogramm, abgerufen am 09.01.2019). Daran muss ich denken, wenn ich mir die mögliche Reaktion von nicht geschulten Pflegekräften vor Augen führe. Der Westeuropäer neigt dazu, vorschnell in eine Abwehrhaltung zu gehen, bei der, symbolisch ausgedrückt durch das Anheben der Hände, dem anderen ein „Halt" dargeboten wird. Im konkreten Fall: Frau Mahnke wird darüber belehrt, dass sie nicht weitergehen könne, dass sie Begleitung brauche, dass sie sich verlaufen würde, dass es zu gefährlich sei – allein, dass sie mitkommen müsse und so weiter. Natürlich wird Frau Mahnke dann ihrerseits auf Abwehr schalten und die „Gründe" hinwegfegen. Möglicherweise wird das Ganze sich dann aufschaukeln, und der Pflegekraft bleibt am Ende nichts anderes übrig, als Gewalt anzuwenden, Hilfe herbeizuordern, sodass noch mehr personelle Ressourcen gebunden werden und die Bewohnerin nur mit Aggressivität und Empörung reagieren wird, bis vielleicht sogar medikamentöse „Lösungen" über den Arzt eingefordert werden.

Beim Aikido ist es hingegen so, dass man die Energie des „Gegners" (hier Frau Mahnke) aufnimmt und sie auslaufen lässt. Also zunächst mitgehen und den Rhythmus aufnehmen, bis es zusammenpasst, dann erst kann man selber die Führung übernehmen. Genau das ist hier passiert.

Ich habe nämlich nicht versucht, mit Frau Mahnke über den Sinn ihres Ausflugs zu diskutieren, weil ich wusste, dass ich dann erstens gleich auf Widerstand stoßen würde und zweitens sie für lange Texte und Argumentationsketten gar nicht empfänglich genug ist, sondern ich habe sie einfach da gelassen, wo sie war. Ich habe ihr Bedürfnis nach Bewegung und Autonomie wertgeschätzt. Ich habe mich ihr angepasst und langsam ihr Vertrauen bekommen (Der Kleine Prinz würde sagen: Ich habe sie gezähmt!) (Abb. 4.13).

Fazit

Viele Pflegekräfte argumentieren bei diesem Fallbeispiel immer mit der Zeit. Ich rechne ihnen dann vor, wie viel Zeit eine zweite Pflegeperson, die wegen der aggressiven Abwehr der Bewohnerin hinzugeholt werden muss, bindet und wie viel Zeit später (im Spätdienst) dadurch gebunden wird, dass Frau Mahnke aufgebracht ist, weitere Ausbruchversuche unternimmt, Mitbewohner aufgewiegelt werden und ins Leere laufende Beruhigungsversuche des Pflegeteams folgen.

Im Kern ist das die Validationsmethode. Und es kommt weniger darauf an, (Kommunikations-)Techniken zu beherrschen. Am Ende ist die Grundhaltung, nämlich einen Menschen so zu akzeptieren, wie er ist, entscheidend. Dazu muss ich in der Lage sein, richtig zu interpretieren, was er gerade braucht, und bereit sein, mich auf ihn einzulassen, mich ihm zur Verfügung zu stellen.

Fragen

In welcher Phase der Demenz befindet sich der Bewohner?

1. Bedrohtes Ich
2. Verirrtes Ich
3. Verborgenes Ich
4. Versunkenes Ich

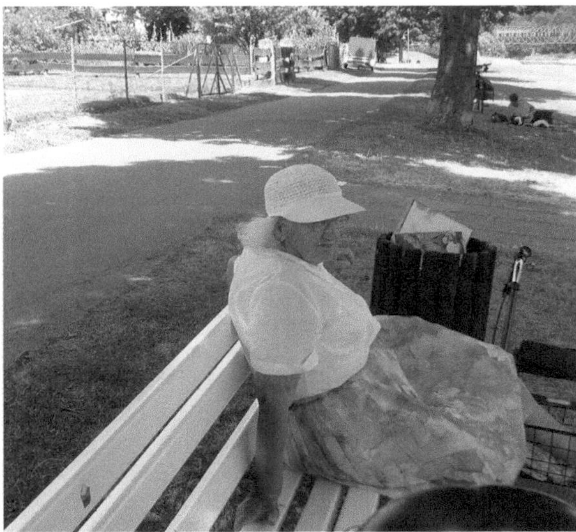

Abb. 4.13 Frau auf Parkbank. (Foto: Michael Thomsen)

Abb. 4.14 Zwei alte Frauen.
(Foto: Michael Thomsen)

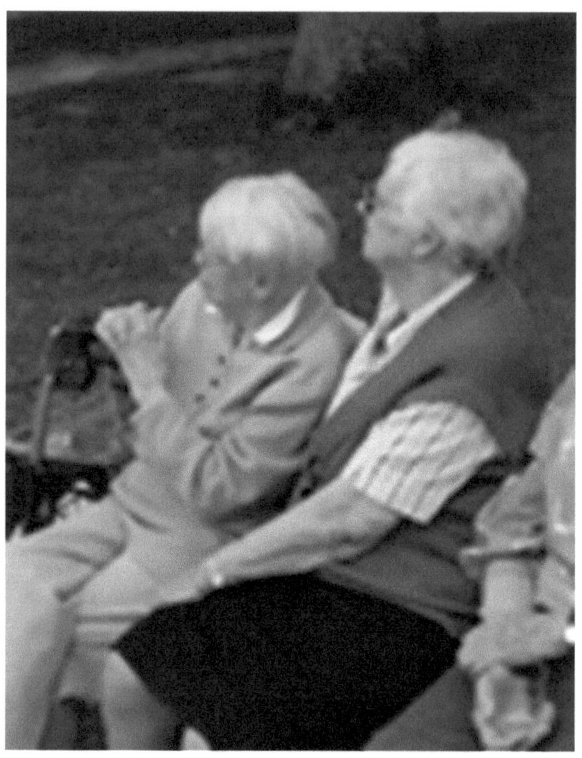

Begründen Sie Ihre Auswahl!
Welchem Wahrnehmungstyp ist der Bewohner am ehesten zuzuordnen?

1. Akustischer Typ
2. Optischer Typ
3. Olfaktorischer Typ
4. Haptisch-kinästhetischer Typ

Begründen Sie Ihre Zuordnung!
Benennen Sie Antriebe und die vorrangigen Bedürfnisse des Bewohners!
Was braucht er, um sich – in dieser Phase der Demenz – wohlzufühlen?
(Abb. 4.14)

Literatur

de Saint Exupéry A (o. J.) Le Petit Prince. Ferdinand Schöningh, Paderborn
dort ab Seite 33. https://docplayer.org/78511130-Dialog-und-transferzentrum-demenz-dzd-
    landesinitiative-demenz-service-nrw-newsletter-und-forschungsmonitoring-1-2010.html.
    Zugegriffen: 21. Okt. 2018

https://www.youtube.com/watch?v=0oWlduhZmGU. Zugegriffen: 5. Jan. 2019

https://www.demenz-support.de/Repository/dessatwork7_Medienevaluation_2015. Zugegriffen: 21. Okt. 2018

Peseschkian N (1979) Der Kaufmann und der Papagei. Fischer Taschenbuch, Frankfurt

Schrank S et al (2013) Prävalenzerhebung zur Bettlägerigkeit und Ortsfixierung. Pflegewissenschaft 2013(04):230–238

Weiterführende Literatur

http://www.fachsymposium-empowerment.de/Verschiedenes/AIKIDO.pdf. Zugegriffen: 20. Nov. 2018

https://www.invia-akademie.de/in-via-akademie/downloads/. Zugegriffen: 9. Jan. 2019

Literatur

Baer U, Schotte-Lange G (2013) Das Herz wird nicht dement. Beltz, Basel

Bauer J (2006) Warum ich fühle, was du fühlst. Fischer, Frankfurt

Berther C, Niklaus Loosli T (2015) Demenz und Marte Meo – Bessere Pflege- und Lebensqualität für Betreuende und Pflegebedürftige In: Marte Meo Magazine, Art. 52G, S 1–6.

Berndt C (2013) Resilienz – Das Geheimnis der psychischen Widerstandskraft. Deutscher Taschenbuch Verlag, München

Böhmer M (2014) Erfahrungen sexualisierter Gewalt in der Lebensgeschichte alter Frauen, 5. Aufl. Mabuse Verlag, Frankfurt

Christoph H (2018) Was ist „gute" Demenzpflege? 2., Vollst. Überarb. u. erw. Aufl. Hogrefe, Bern

Deutsches Netzwerk für Qualitätsentwicklung in der Pflege (Hrsg) (2018) Expertenstandard „Beziehungsgestaltung in der Pflege von Menschen mit Demenz". Schriftenreihe des DNQP, Osnabrück

Dörner K, Plog U (1989) Irren ist menschlich, 5. Aufl. Psychiatrie Verlag, Bonn

Feil N (2010) Validation. Ein Weg zum Verständnis verwirrter alter Menschen, 9. überarbeitete u. erw. Aufl. Ernst Reinhardt Verlag, München

Geiger A (2011) Der alte König in seinem Exil. Hanser, München

Genova L (2009) Mein Leben ohne Gestern. Verlagsgruppe Lübbe, Bergisch Gladbach

Grundl B (2017) Verstehen heißt nicht einverstanden sein. Ullstein, Berlin

Gust J (2010) Phänomen Hinlauftendenz. BOD, Norderstedt

Hüther G (2015) Etwas mehr Hirn, bitte! Vandenhoeck & Ruprecht, Göttingen

Kitwood T (2008) Demenz, 5. Aufl. Bern, Huber

Krüger W (2015) Die Geheimnisse der Großeltern. BOD, Norderstedt

Lesius S, Hoeijmakers L, Korosi A, de Rooij S, Swaab D, Kessels H, Lucassen P, Krugers H (2018) Vulnerability and resilience to Alzheimer's disease: early life conditions modulate neuropathology and determine cognitive reserve. Alzheimer's Research & Therapy 10:95. https://doi.org/10.1186/s13195-018-0422-7

Mankell H (2001) Die falsche Fährte. dtv, München

MDS (2016). https://www.mds-ev.de/uploads/media/downloads/BRi_Pflege_ab_2017.pdf

Niclas Taleb N (2008) Der schwarze Schwan. Hanser, München

Osterbrink J, Andratsch F (2015) Gewalt in der Pflege. Beck, München

Perrin T, May H, Anderson E (2018) Wellbeing in dementia. An occupational approach for therapists and carers, 2. Aufl. Churchill Livingstone &Elsevier, Edinburgh

Peseschkian N (1979) Der Kaufmann und der Papagei. Fischer Taschenbuch, Frankfurt

Reinhard R (2010) Odysseus oder Die Kunst des Irrens, Odysseus oder Die Kunst des Irrens. Ludwig Verlag, München

Schrank S et al (2013) Prävalenzerhebung zur Bettlägerigkeit und Ortsfixierung. Pflegewissenschaft 2013(04):230–238

Schützendorf E (2006) Wer pflegt, muss sich pflegen. Springer, Wien

© Springer-Verlag GmbH Deutschland, ein Teil von Springer Nature 2019

M. Thomsen, *Fallgeschichten Demenz,* https://doi.org/10.1007/978-3-662-58762-1

Schützendorf E, Wallrafen-Dreisow H (1991) In Ruhe verrückt werden dürfen. Fischer, Frankfurt
Thomsen M (1999) Sensorische Deprivation. Altenpfl Forum 1999(6):1–14
Thomsen M (2010a) Das Glück des Alzheimerpatienten. Pflegezeitschrift 2(2012):157–159
Thomsen M (2010b) Pflege und Betreuung aus einer Hand. Pflegezeitschrift 12(2010):746–749
Thomsen M (2011) Professionelle Nähe. Altenpfl 2011(7):36
Thomsen M (2012) Pflegeprozesse – der holistische Ansatz erlebensorientierter Pflegemodells. BOD, Norderstedt
Thomsen M (2018) Fixierungen vermeiden. Springer, Berlin
Van der Kooij C (2010) Erlebensorientierte Pflege und Betreuung nach dem mäeutischen Pflegemodell. Huber, Bern
Van der Kooij C (2011) Wenn die Zeit nicht mehr zählt In: Pro Senectute, Nr. 10/September 2011, S 30–43 Wien, ISBN 9783950271577
Watzlawick P (1969) Menschliche Kommunikation. Hans Huber, Bern
Watzlawick P (1983) Anleitung zum Unglücklichsein. Piper, München
Werner S (2015) Eine andere Art von Realität. Pflegezeitschrift 2015(4):206–209
Zweig S (1974) Schachnovelle. Fischer Taschenbuch, Frankfurt a. M. (= FI 1522)

Stichwortverzeichnis

© Springer-Verlag GmbH Deutschland, ein Teil von Springer Nature 2019   157
M. Thomsen, *Fallgeschichten Demenz,* https://doi.org/10.1007/978-3-662-58762-1